Vivek Gautam

Ein Manöver zur Implantologie

Vivek Gautam

Ein Manöver zur Implantologie

ScienciaScripts

Imprint

Any brand names and product names mentioned in this book are subject to trademark, brand or patent protection and are trademarks or registered trademarks of their respective holders. The use of brand names, product names, common names, trade names, product descriptions etc. even without a particular marking in this work is in no way to be construed to mean that such names may be regarded as unrestricted in respect of trademark and brand protection legislation and could thus be used by anyone.

Cover image: www.ingimage.com

This book is a translation from the original published under ISBN 978-3-330-32624-8.

Publisher:
Sciencia Scripts
is a trademark of
Dodo Books Indian Ocean Ltd. and OmniScriptum S.R.L publishing group

120 High Road, East Finchley, London, N2 9ED, United Kingdom
Str. Armeneasca 28/1, office 1, Chisinau MD-2012, Republic of Moldova, Europe
Printed at: see last page
ISBN: 978-620-7-39442-5

Copyright © Vivek Gautam
Copyright © 2024 Dodo Books Indian Ocean Ltd. and OmniScriptum S.R.L publishing group

INHALT

KAPITEL 1	2
KAPITEL 2	5
KAPITEL 3	7
KAPITEL 4	11
KAPITEL 5	22
KAPITEL 6	31
KAPITEL 7	39
KAPITEL 8	46
KAPITEL 9	53
KAPITEL 10	87
KAPITEL 11	101

KAPITEL 1

EINFÜHRUNG

Der Verlust von Zähnen ist ein traumatisches, ja sogar verheerendes Ereignis, und das gilt zweifellos für die gesamte Menschheitsgeschichte. Zahnverlust, Zahnlosigkeit und das Tragen von Totalprothesen gehören zum erwarteten Verlauf des Alterns. Die Häufigkeit der Zahnlosigkeit stellt für Zahnärzte eine Herausforderung dar, die sie dazu anspornt, akzeptable prothetische Ergebnisse für die Patienten zu entwickeln. Das jahrelange Tragen von Totalprothesen führt zu einer fortschreitenden Knochenresorption.

Die resorptiven Prozesse verringern die Oberfläche für die Abstützung der Prothese, beseitigen die günstige Anatomie für die Retention und führen zu ungünstigen Bereichen, die die Prothese tragen. Zu diesen Ergebnissen gehören ungünstig positionierte Muskelansätze, mentale Nervenempfindlichkeit und unregelmäßige Knochenkonfigurationen, die unter einer dünnen Schleimhaut liegen. Der Verlust der seitlichen Stabilität und Retention erhöht die Prothesenbewegung, was zu erhöhter Reibung und Schleimhautreizung führt.

Der fortschreitende und schnelle Knochenabbau nach dem Verlust von Zähnen, der zu einer ständigen Schrumpfung der Alveolarkämme führt, war für die Zahnärzteschaft schon immer ein Rätsel. Die Zahnärzte waren sich bewusst, dass der Knochen um die stehenden Zähne und die erhaltenen Wurzeln herum erhalten blieb. Diese Beobachtungen veranlassten die Zahnärzteschaft dazu, biokompatible, nicht resorbierende Platzhalter in die Alveolen nach der Extraktion einzufügen, um die Alveolarkämme zu erhalten.

Seit Jahrhunderten versuchen die Menschen, fehlende Zähne durch Implantate zu ersetzen. Unter Implantation versteht man das Einsetzen eines beliebigen Objekts oder Materials, z. B. einer alloplastischen Substanz oder eines anderen Gewebes,

entweder teilweise oder vollständig in den Körper zu therapeutischen, diagnostischen, prothetischen oder experimentellen Zwecken.

1952 interessierte sich der schwedische orthopädische Chirurg Per-Ingvar

Branemark ([1]) für die Erforschung der Knochenheilung und -regeneration und übernahm die in Cambridge entwickelte "Kaninchenohrkammer" zur Verwendung im Oberschenkelknochen von Kaninchen. Nach mehrmonatigen Studien versuchte er, diese teuren Kammern aus den Kaninchen herauszuholen, und stellte fest, dass es ihm nicht gelang, sie zu entfernen. Per Branemark stellte fest, dass der Knochen so eng mit dem Titan verwachsen war, dass er effektiv mit dem Metall verwachsen war. Branemark führte viele weitere Studien zu diesem Phänomen durch, sowohl mit menschlichen als auch mit tierischen Probanden, die alle diese einzigartige Eigenschaft des Titans bestätigten.

Studien wiesen darauf hin, dass ordnungsgemäß präpariertes Titan chirurgischer Qualität in Kombination mit einer sorgfältigen chirurgischen Technik zu einer vorhersehbaren biologischen Reaktion und einem Phänomen führte, das von Per Ingvar Branemark als *OSSEOINTEGRATION* bezeichnet wurde.

Branemark[2] definiert Osseointegration als "die direkte strukturelle und funktionelle Verbindung zwischen geordnetem, lebendem Knochen und der Oberfläche eines lasttragenden Implantats. Die Herstellung und Aufrechterhaltung der Osseointegration hängt daher vom Verständnis der Heilungs-, Reparatur- und Umbaukapazitäten des Gewebes ab.

Die ersten zahnlosen Patienten wurden 1965 in Schweden mit Titanimplantaten behandelt.

In den 1970er und 1980er Jahren wurden Versuche unternommen, die Alveolarkämme durch vitale, untergetauchte und endodontisch behandelte abutmentretentierte Deckprothesen, Acrylimplantate, Schraubenimplantate, Stiftimplantate und Glaskohlenstoffimplantate zu erhalten.

Das Konzept der osseointegrierten Titanimplantate, das in den 1970er Jahren von BRANEMARK entwickelt wurde, um einen praktikablen und vorhersagbaren langfristigen Ersatz für natürliche Zähne zu bieten, hat sich zu einer wichtigen Behandlungsoption entwickelt.

Die Minimierung des Verlusts an Alveolarknochen ist für langfristigen konventionellen Zahnersatz unerlässlich. Daher ist die Erforschung bioaktiver, biokompatibler, ankylosierbarer und nicht resorbierbarer Knochenimplantatmaterialien nach wie vor ein wichtiges Forschungsthema für

Zahnmediziner.

Zu den Merkmalen eines idealen Knochenimplantatmaterials für die dauerhafte Erhaltung der Alveolarkämme gehören Nicht-Toxizität, Nicht-Antigenität, Nicht-Karzinogenität und Nicht-Resorbierbarkeit. Außerdem sollte es biobondierend sein und mechanische Eigenschaften aufweisen, die mit denen des Knochens vergleichbar sind, und es sollte leicht einzuführen, sofort verfügbar und unempfindlich sein.

In den letzten zehn Jahren haben die breite Verfügbarkeit und der erfolgreiche Einsatz von Zahnimplantaten die Behandlungsmöglichkeiten für den Ersatz fehlender Zähne erheblich erweitert. Daten aus zahlreichen Nachfolgestudien über die Retentionsraten von Implantaten zeigen, dass weit über 90 % der Implantate 5-10 Jahre nach dem Einsetzen funktionstüchtig sind.

Eine erfolgreiche Planung der Implantatbehandlung erfordert ein gutes Verständnis der Biomechanik, eine angemessene Bewertung der Belastbarkeit und einen angemessenen technischen Plan zur Aufrechterhaltung der Osseointegration bei gleichzeitiger Widerstandsfähigkeit gegenüber den zu erwartenden okklusalen Belastungen.

KAPITEL 2

GESCHICHTE

Die Ursprünge von Zahnimplantaten liegen bereits bei den Griechen, Etruskern und Ägyptern. Die frühesten Zahnimplantate[3] waren aus Stein und Elfenbein und werden in archäologischen Aufzeichnungen aus China und Ägypten vor der gemeinsamen Zeitrechnung erwähnt. Es wird angenommen, dass die Etrusker vor etwa 2500 Jahren Brücken aus Ochsenknochen herstellten. Die alten Chinesen setzten vor etwa 4000 Jahren kleine Bambusstäbchen als festen Zahnersatz in den Kieferknochen ein. Die Ägypter und spätere Ärzte in Europa verwendeten vor über 2000 Jahren Eisen- und Edelmetalle für Implantate, und die Inkas setzten Stücke von Seemuscheln in die Kieferknochen ein, um fehlende Zähne zu ersetzen.

Zahnimplantate aus Gold und Elfenbein wurden im 16th und 17th Jahrhundert verwendet. Metallimplantate aus Gold, Blei, Iridium, Tantal, rostfreiem Stahl und Kobaltlegierungen wurden im frühen 20th Jahrhundert entwickelt. Kobalt-Chrom-Molybdän-Subperiost- und Titan-Blade-Implantate wurden in den 1940er bzw. 1960er Jahren eingeführt und wurden von 1950 bis 1980 zu den beliebtesten und erfolgreichsten Implantaten.

936-1013 Albucasis DSe Condue versuchte[4], fehlende Zähne durch Rinderknochen zu ersetzen, und diese Behandlung war die erste dokumentierte Einsetzung von Implantaten.

1728 zeigte Pierre Fauchard zum ersten Mal ein Protokoll für die Reimplantation von Zähnen, das voraussetzte, dass der Empfänger ein junges Alter mit gesundem Zahnfleisch hatte und dass die Transplantation so schnell wie möglich abgeschlossen werden sollte.

1778 erörterte John Hunter in seinem Buch über Zähne die Transplantation von Zähnen.

1809 Maggiolo stellte Goldwurzeln her, die mit Hilfe einer Feder an Drehzähnen befestigt wurden. Diese Goldimplantate wurden in frische Extraktionsstellen eingesetzt. Die Kronen wurden nach der Einheilung um das

Implantat herum eingesetzt.

1887 folgte Harris mit der Implantation eines mit Blei beschichteten Platinstifts. Der Stift war wie eine Zahnwurzel geformt, und das Blei war für den Halt in der Pfanne aufgeraut.

1898 implantierte Payne eine Silberkapsel als Grundlage für eine Porzellankrone, die einige Wochen später zementiert wurde.

1913 führte Greenfield ein hohles Korbimplantat ein, das aus einem Geflecht von 24er Iridium-Platin-Drähten bestand, die mit 24-karätigem Gold verlötet waren.

1937 patentierte Adams ein eintauchbares zylindrisches Implantat mit Gewinde, rundem Boden, glattem Gingivakragen und Einheilkappe. Ein auf die Wurzel geschraubter Kugelkopf diente zur Befestigung einer Deckprothese.

1938 setzte Strock in eine frische Extraktionsalveole ein Vitallium-Implantat mit Gewinde ein. Das Implantat hatte einen konischen Kopf für die Zementierung einer Jacketkrone.

1943 setzte Dahl Metallstrukturen mit vier vorstehenden Pfosten auf den Unter- und Oberkiefer.

1947 Formiggini entwickelte ein spiralförmiges Implantat aus Tantal oder Stai

1948 berichteten Goldberg und Gershkoff über das Einsetzen des ersten lebensfähigen subperiostalen Implantats.

1963 Linkow entwirft und führt die Hohlkorbkonstruktion mit Entlüftungsöffnungen und Schraubgewinden ein.

1952 entwickelte Branemark ein Gewindeimplantat aus Reintitan.

In den frühen 1960er Jahren kamen verschiedene Implantatdesigns auf den Markt. Die meisten dieser schraubenförmigen Implantate waren einteilig und wurden nicht getaucht.

KAPITEL 3

ARGUMENTE FÜR ZAHNIMPLANTATE

Das Ziel der modernen Zahnmedizin ist die Wiederherstellung der normalen Kontur, des Komforts, der Ästhetik, der Funktion, der Sprache und der Gesundheit des Patienten. Die Implantologie ist in der Lage, dieses Ziel zu erreichen, unabhängig von der Atrophie, der Krankheit oder der Verletzung des stomatognathen Systems. Die Implantologie bietet viele Vorteile gegenüber herkömmlichen festsitzenden oder herausnehmbaren Behandlungsoptionen und ist in vielen Fällen die Behandlung der Wahl.

Der zunehmende Bedarf und die Vorteile von implantatgestützten und -getragenen Versorgungen sind auf viele Faktoren zurückzuführen, die sich wie folgt aufteilen lassen:

(1) Die alternde Bevölkerung lebt länger,

(2) Altersbedingter Zahnverlust,

(3) Folgen des Versagens festsitzender Prothesen ,

(4) Anatomische Folgen des Zahnverlustes,

(5) Schlechte Leistung von herausnehmbaren Prothesen,

(6) Die Folgen von herausnehmbaren Teilprothesen,

(1) DIE ALTERNDE BEVÖLKERUNG LEBT LÄNGER :
Die alternde Bevölkerung ist ein wichtiger Faktor, der bei der Implantologie zu berücksichtigen ist. Die Bevölkerung betrug im Jahr 2000 282 Millionen und wird bis 2050 voraussichtlich um 49 % auf 420 Millionen Menschen ansteigen. Im Jahr 2003 waren 35 Millionen Menschen älter als 65 Jahre. Diese Zahl wird bis 2025 voraussichtlich um 87 % steigen, so dass dann fast 70 Millionen Menschen älter als 65

Jahre sein werden. Da es bei älteren Menschen häufiger zu Zahnlücken kommt, wird der Bedarf an Implantaten in den nächsten Jahrzehnten erheblich steigen.

(2) ALTERSBEDINGTER ZAHNVERLUST

Die ersten Backenzähne sind die ersten bleibenden Zähne, die im Mund durchbrechen, und leider sind sie oft die ersten Zähne, die als Folge einer Erkrankung verloren gehen.

von Karies, fehlgeschlagener endodontischer Therapie oder Fraktur. Erwachsene Patienten haben oft eine oder mehrere Kronen als Folge früherer größerer Restaurationen, die zur Wiederherstellung der Integrität des Zahns erforderlich waren. Die geschätzte Lebensdauer einer FPD beträgt etwa 10 Jahre, und Karies ist die wichtigste Ursache für das Versagen von FPD. 80 % der an die fehlenden Zähne angrenzenden Zähne sind nicht oder nur minimal versorgt. Implantate hingegen haben eine hohe Erfolgsquote und bergen ein geringeres Kariesrisiko für die Nachbarzähne sowie ein geringeres Risiko für endodontische Probleme der Nachbarzähne.

(3) EINE ATOMARE KONSEQUENZ DER ZAHNLOSIGKEIT

Die enge Beziehung zwischen Zahn und Alveolarfortsatz besteht ein Leben lang, und jedes Mal, wenn die Funktion des Knochens verändert wird, kommt es zu einer definitiven Veränderung der inneren Architektur und der äußeren Konfiguration. Um seine Form und Dichte zu erhalten, muss der Knochen stimuliert werden. Eine Belastung von 4 % ist für das Skelettsystem erforderlich, um den Knochen zu erhalten und das Gleichgewicht zwischen Resorptions- und Aufbauphänomen zu wahren. 4 Zähne übertragen Druck- und Zugkräfte auf den umgebenden Knochen. Wenn ein Zahn verloren geht, führt die fehlende Stimulation des verbleibenden Knochens zu einer Abnahme der Trabekel und der Knochendichte in diesem Bereich, mit einem Verlust der äußeren Breite, der Breite und dann der Höhe des Knochenvolumens. Ein Zahn ist für die Entwicklung des Alveolarknochens notwendig und die Stimulation dieses Knochens ist erforderlich, um seine Dichte und sein Volumen zu erhalten.

(4) VERRINGERTE LEISTUNGSFÄHIGKEIT VOLLZÄHIGER

ZÄHNE Der Unterschied in der maximalen Kraft, die bei einer Person mit natürlichen Zähnen und einer Person, die vollständig zahnlos ist, gemessen wird, ist drastisch. Ein Patient, der mit den Zähnen knirscht oder sie zusammenpresst, kann eine Kraft von fast 1000 psi ausüben, während die maximale Kraft bei einem zahnlosen Patienten auf weniger als 50 psi sinkt. je länger die Eltern zahnlos sind, desto weniger Kraft können sie aufbringen. Infolge der verringerten Okklusionskraft und der Instabilität der Prothese nimmt auch die Kaueffizienz mit dem Zahnverlust ab.

In einer Studie wurden die Kauleistung und -effizienz von Prothesenträgern mit zahnlosen Personen verglichen.[88] stellte dieser Bericht fest, dass die Kaueffizienz eines Prothesenträgers weniger als ein Sechstel einer Person mit Zähnen betrug, wenn entsprechende Verbindungen für verschiedene Leistungsnormen und -niveaus hergestellt wurden.

(5) PSYCHOLOGISCHE ASPEKTE DES ZAHNVERLUSTES

Die psychologischen Auswirkungen einer vollständigen Zahnlosigkeit sind komplex und vielfältig und reichen von sehr gering bis hin zu einem Zustand des Neurotizismus. Obwohl Totalprothesen die ästhetischen Bedürfnisse vieler Patienten befriedigen können, gibt es Menschen, die sich in ihrem sozialen Leben erheblich beeinträchtigt fühlen. In einer Studie wurde festgestellt, dass der Verlust eines Zahns mit dem Tod eines Freundes oder dem Verlust anderer Körperteile verglichen wird, da er zu einer Verringerung des Selbstbewusstseins führt, die in einem Gefühl der Scham endet.

In einer Umfrage unter zahnlosen Patienten wurde festgestellt, dass 66 % der Befragten mit ihren Unterkiefervollprothesen unzufrieden waren. Die Hauptgründe waren Unbehagen und mangelnde Retention, die Schmerzen und Unbehagen verursachten. Außerdem gab es Schwierigkeiten beim Sprechen. Die mangelnde Retention und das psychologische Risiko der Verlegenheit bei Prothesenträgern mit herausnehmbaren Prothesen ist ein Problem, mit dem sich der Zahnarzt befassen muss.

(6) VORTEILE VON IMPLANTATGETRAGENEN PROTHESEN

Die Verwendung von Zahnimplantaten zur Abstützung von Prothesen bietet viele Vorteile im Vergleich zu herausnehmbaren, weichteilgetragenen Versorgungen. Ein Hauptgrund ist die Erhaltung des Alveolarknochens. Ein enossales Implantat kann die Knochenbreite und -höhe erhalten, solange das Implantat gesund bleibt. Auch die Gesichtsästhetik und der Tonus des Gesichts können erhalten werden. Implantate verbessern auch die Phonetik und die Okklusion.

KAPITEL 4

IMPLANTATMATERIALIEN

ENTWICKLUNG DER IMPLANTATMATERIALWISSENSCHAFT

Im Laufe der letzten drei Jahrzehnte hat sich die Definition der Biokompatibilität von Materialien weiterentwickelt und spiegelt die sich ständig ändernden Ansichten über die chirurgische Implantatbehandlung wider. In den 1960er Jahren lag der Schwerpunkt darauf, Biomaterialien in einem biologischen Umfeld inerter und chemisch stabiler zu machen (biotolerant) \ Die hochreine Keramik aus Aluminiumoxid, Kohlenstoff und Kohlenstoff-Silizium-Verbindungen ist ein klassisches Beispiel für diesen Trend. In den 1970er Jahren wurde Biokompatibilität als minimale Schädigung des Wirts oder des Biomaterials (bioinert) definiert. In den 1980er Jahren rückte dann die Bedeutung einer stabilen Interaktion in den Mittelpunkt der Forschung und der klinischen Praxis. In den 1990er Jahren richteten sich der Fokus und die Forschungen verstärkt auf bioaktive Implantate, ein Material, das die Osteogenese um die Implantatoberfläche herum initiiert (bioaktiv)[1].

Mit dem Ende des Jahrtausends und der zunehmenden Beliebtheit von enossalen Implantaten wurde die Wechselbeziehung zwischen dem Implantatmaterial und dem umgebenden Knochen zu einem wichtigen Thema.

ein wichtiger Faktor für den klinischen Erfolg eines Implantats. Der Kliniker hat auch die Möglichkeit, den Implantattyp und das Material aus einer breiten Palette von kommerziell erhältlichen Implantatsystemen und Materialien wie Metallen, Keramik, Polymeren und Verbundwerkstoffen auszuwählen.

Vor der Auswahl eines Materials ist es jedoch ratsam, ein gründliches biomechanisches Verständnis seiner physikalischen und chemischen Eigenschaften zu haben, um seine Reaktion und Belastbarkeit in einer biologischen Umgebung vorherzusagen.

PHYSIKALISCHE, MECHANISCHE UND CHEMISCHE ANFORDERUNGEN AN IMPLANTATE MATERIALIEN

A) . PHYSIKALISCHE UND MECHANISCHE EIGENSCHAFTEN

Die auf ein Implantat ausgeübten Kräfte bestehen aus einer Zug-, Druck- und Scherkomponente. Bei den meisten Implantatmaterialien ist die Druckfestigkeit in der Regel ausreichend, um den okklusalen Kräften standzuhalten, und größer als die Scher- und Zugfestigkeit. Jeder Ermüdungsbruch gehorcht dem mechanischen Gesetz, das die Dimension des Materials mit der mechanischen Eigenschaft für ein bestimmtes Material korreliert, d. h. je kleiner die Fläche der Lastverteilung, desto größer die im Implantatmaterial erzeugte Spannung.

Keramikimplantate sind aufgrund ihres niedrigen Elastizitätsmoduls die schwächsten Implantate unter Scherbelastung, wodurch sie spröde und bruchanfälliger werden. Polymerimplantate haben einen hohen Elastizitätsmodul, der sie unter Scherbelastung erträglich macht. Metallimplantate haben eine Ermüdungsgrenze von etwa 50 % ihrer Zugfestigkeit und zeigen eine akzeptable Duktilität, um okklusalen Belastungen während der Funktion standzuhalten...

B) . KORROSION UND BIOLOGISCHE ABBAUBARKEIT

Korrosion ist ein besonderes Problem für Metallimplantate, da sie in die Mundhöhle hineinragen, wo sich die Zusammensetzung von Elektrolyten und Sauerstoff von derjenigen der Gewebeflüssigkeiten unterscheidet; außerdem kann der pH-Wert im Bereich unter der Plaque und in der Mundhöhle erheblich variieren. Williams[1,2] hat drei Arten von Korrosion vorgeschlagen, die für Zahnimplantate am wichtigsten sind: *Spannungsrisskorrosion, galvanische Korrosion und Passungsrost.*

Die dreidimensionale Finite-Elemente-Spannungsanalyse zeigt eine Konzentration der Spannungen am Kamm des Knochenträgers und in einem Drittel des Implantats, was zu *Spannungsrisskorrosion* im Bereich der Implantat-Abutment-Schnittstelle führt. Der *galvanische* Korrosionsprozess hängt von der Passivität der Oxidschichten ab, die durch kontinuierliche Auflösung und Regeneration gekennzeichnet sind. Die Passivschicht ist nur wenige Nanometer dick und besteht normalerweise aus Oxiden oder Hydroxiden des metallischen Elements des Implantats. Die Stabilität der Oxidschichten hängt von den Redoxpotentialen und dem pH-Unterschied in der Mund-

und Plaqueumgebung ab.

Fretting-Korrosion tritt auf, wenn in einer korrosiven Umgebung Mikrobewegungen und Reibungskontakt auftreten, z. B. durch Perforation der Passivschicht, was zu einem beschleunigten Verlust von Metallionen führt. Fretting-Korrosion wurde an den Schnittstellen zwischen Implantatkörper, Abutment und Suprastruktur beobachtet.

Bei metallischen Implantaten (Eisen-Chrom-Nickel-Molybdän), die eine unzureichende Menge an stabilisierenden Elementen wie Chrom und Molybdän enthalten, wird gelegentlich ein Durchbrechen der passiven Oxidschicht beobachtet. Keramische Implantate sind nicht vollständig korrosionsbeständig, was auf die Auflösung von Oberflächenoxiden in Ionen oder komplexe Ionen der jeweiligen Metalloxidsubstrate zurückzuführen ist.

Polymere Implantate hingegen sind korrosionsbeständig, da ihre Korrosionsbeständigkeit nicht von ihrer Zusammensetzung, sondern vom Grad der Polymerisation abhängt.

C) TOXIZITÄT DES IMPLANTATMATERIALS

Die Toxizität von Implantatmaterial hängt mit den biologischen Abbauprodukten, einfachen und komplexen Anionen und Kationen, insbesondere von Metallen mit höherem Atomgewicht, zusammen. Bei der Bestimmung der Toxizität eines Materials sind folgende Faktoren zu berücksichtigen: die Menge des biologischen Abbaus pro Zeiteinheit, die Menge des biologisch abbaubaren Produkts, das pro Zeiteinheit verstoffwechselt wird, und die Menge des Produkts, das sich lokal in angrenzenden Geweben ablagert.

Titan- und Chromionen lagern sich bei niedriger Konzentration lokal ab, während Kobalt, Molybdän und Nickel bei höherer Konzentration gelöst bleiben und so über den Blutkreislauf in andere Körperteile gelangen können und dort toxisch wirken.

IMPLANTATMATERIAL[1,2]

Die für die Herstellung von Zahnimplantaten verwendeten Materialien lassen sich in zwei verschiedene Kategorien einteilen.

Je nach chemischer Zusammensetzung lassen sich Zahnimplantate in eine der folgenden drei Hauptgruppen einteilen:

- *Metalle,*
- *Keramiken,*
- *Polymere.*

Darüber hinaus können Biomaterialien nach der Art der biologischen Reaktion klassifiziert werden, die sie bei der Implantation hervorrufen:

- Biotolerant,
- Bioinert,
- Bioaktiv

Sl. no.	Biodynamic activity	Metal	Ceramic	polymer
1.	Biotolerant	Gold Cobalt-chromium alloy Stainless steel Zirconium Niobium Tantalum		Polyethylene Polyamide Polymethyl-methacrylate Polytetrafluoro-ethylene polyurethane
2.	Bioinert	Commercially pure titanium Titanium alloys	Aluminum oxide Zirconium oxide	
3.	Bioactive		Tricalcium phosphate Tetracalcium phosphate Calcium pryophosphate Fluroapatite Brushite	

| | | | | Viterious carbon Bioglass | |

1. POLYMERS

Synthetische Polymere und Verbundwerkstoffe werden zunehmend als Biomaterialien für Implantate eingesetzt. Faserverstärkte Polymere bieten den Vorteil, dass sie so gestaltet werden können, dass sie den Gewebeeigenschaften entsprechen, dass sie zur Befestigung am Gewebe beschichtet werden können und dass sie zu relativ geringen Kosten hergestellt werden können. Es wird erwartet, dass in Zukunft weitere Anwendungen für Zahnimplantatsysteme wie IMZ (Interpure Inc) und Flexiroot (Interdent Corp) hinzukommen werden, da das Interesse an der Kombination von synthetischen und biologischen Verbundwerkstoffen anhält.Zu den trägeren polymeren Biomaterialien gehören Polytetrafluroethylen (PTFE), Polyethylenterephthalat (PET), Polymethylmethacrylat (PMMA), ultrahochmolekulares Polyethylen (UHMW-PE), Polypropylen (PP), Polysulfon (PSF) und Polydimethylsiloxan (PDS) oder Silikonkautschuk (SR).

EIGENSCHAFTEN

Im Allgemeinen haben Polymere im Vergleich zu anderen Klassen von Biomaterialien eine geringere Festigkeit und einen geringeren Elastizitätsmodul sowie eine höhere Bruchdehnung. Sie sind thermisch und elektrisch isolierend, und wenn sie als hochmolekulares System ohne Weichmacher aufgebaut sind, sind sie im Vergleich zu Knochen relativ widerstandsfähig gegen biologischen Abbau; die meisten Polymere weisen einen Elastizitätsmodul auf, der näher an den Werten von Weichgewebe liegt. Polymere wurden in poröser und fester Form für Gewebebefestigungen, -ersatz und -vergrößerung sowie als Beschichtungen zur Kraftübertragung auf Weich- und Hartgewebe hergestellt.

2. METALE

Metalle für Implantate wurden aufgrund einer Reihe von Faktoren als Biomaterial der Wahl ausgewählt: ihre biomechanischen Eigenschaften wie Elastizitätsmodul, Bruchzähigkeit und Zugfestigkeit sowie die bisherigen Erfahrungen mit der Verarbeitung, Behandlung, Bearbeitung und Endbearbeitung und die Einfachheit der Sterilisationsverfahren. Viele der früher üblicherweise verwendeten Metalle und Legierungen (Gold, Edelstahl, Kobalt-Chrom) sind heute überholt. Titan (Ti) und seine Legierungen (hauptsächlich Ti-6Al-4V) sind die Metalle der Wahl für enossale Teile der derzeit erhältlichen Zahnimplantate geworden. Prothetische Komponenten wie Pfeilerschrauben, Abutments, Zylinder, Prothetikschrauben und verschiedene Geschiebe werden jedoch nach wie vor aus Goldlegierungen, rostfreiem Stahl sowie Kobalt-Chrom- und Nickel-Chrom-Legierungen hergestellt.

Titan oxidiert (passiviert) bei Kontakt mit Luft bei Raumtemperatur oder normalen Gewebeflüssigkeiten; diese Reaktivität ist für Zahnimplantate günstig. Dieser passivierte Oberflächenzustand minimiert das Phänomen der Biokorrosion. In Situationen, in denen die Implantatoberfläche während des Einsetzens zerkratzt oder abgeschliffen wird, repassiviert sie fast sofort innerhalb von 10^{-9} Sekunden und erreicht innerhalb von 1 Sekunde eine Dicke von 2 bis 10 nm, was eine ausgezeichnete Korrosionsbeständigkeit gewährleistet. Auch die Titanlegierungen haben Titanoxidoberflächen. Daher ist die Beschaffenheit der Oxidschicht, d. h. ihre chemische Reinheit und Oberflächenreinheit, von größter Bedeutung für das biologische Ergebnis der Knochenintegration*. Die Festigkeit von handelsüblichem Reintitan (240-550 MN/m) ist 1,5-mal so hoch wie die Festigkeit von Knochen[1] , so dass für eine angemessene Festigkeit und Bruchfestigkeit große Abmessungen und einfache Formen erforderlich sind. Die Festigkeit der am häufigsten verwendeten Titanlegierung (Ti-Al-V) ist dagegen 6-mal höher als die des kompakten Knochens und bietet somit mehr Möglichkeiten für ein Design mit dünnerem Querschnitt, ohne zu versagen.

Spuren anderer Elemente wie Stickstoff, Kohlenstoff, Wasserstoff und Eisen wurden ebenfalls entdeckt und zur Stabilität oder Verbesserung der mechanischen und physikalisch-chemischen Eigenschaften hinzugefügt. Eisen wird für die Korrosionsbeständigkeit und Aluminium für eine höhere Festigkeit und geringere Dichte zugesetzt, während Vanadium als Aluminiumfänger fungiert, um Korrosion zu verhindern.

ALUMINIUM-, TITAN- UND ZIRKONIUMOXIDE:

Hochkeramische Werkstoffe aus Aluminium-, Titan- und Zirkoniumoxiden wurden für wurzelförmige, enossale, plattenförmige und stiftförmige Zahnimplantate verwendet. Die Druck-, Zug- und Biegefestigkeit übertrifft die Festigkeit von kompaktem Knochen um das 3-5fache. Diese Eigenschaften in Verbindung mit dem hohen Elastizitätsmodul, insbesondere der Ermüdungs- und Bruchfestigkeit, haben zu speziellen Anforderungen an die Konstruktion dieser Klasse von Biomaterialien geführt.

VORTEILE

- Die Aluminium-, Titan- und Zinkoxidkeramiken haben eine klare, weiß-cremefarbene oder hellgraue Farbe, die für Anwendungen wie z. B. Frontzahnwurzelformen von Vorteil ist. Die minimale thermische und elektrische Leitfähigkeit, die biologische Abbaubarkeit und die Reaktion auf Knochen, Weichgewebe und die orale Umgebung werden im Vergleich zu anderen Arten von synthetischen Biomaterialien ebenfalls als vorteilhaft angesehen.

- Bei zahnmedizinischen und orthopädischen Geräten in Labortieren und beim Menschen hat sich gezeigt, dass Keramik eine direkte Verbindung mit dem Knochen eingeht, ähnlich der Osseointegration bei Titan. Auch die Charakterisierung von Gingiva-Attachment-Zonen zusammen mit wurzelförmigen Vorrichtungen in Labortieren hat eine lokale Bindung gezeigt.

NACHTEILE

- Die Dampfsterilisation führt bei einigen Keramiken zu einer messbaren Abnahme der Festigkeit.
- Durch Kratzer oder Kerben können Bruchstellen entstehen. Chemische Lösungen können Rückstände hinterlassen.
- Harte und manchmal raue Oberflächen können leicht andere Materialien abschleifen und dadurch Rückstände in Kontakt mit dem periapikalen Gewebe verursachen.
- Für die meisten Keramiken wird eine Sterilisation durch trockene Hitze in einer sauberen und trockenen Atmosphäre empfohlen.

Die bewährten chemischen Eigenschaften, die Biokompatibilität, die verbesserte Festigkeit und Zähigkeit von Saphir und Zirkoniumdioxid sowie die grundlegenden Eigenschaftsmerkmale von Hochkeramik machen sie jedoch weiterhin zu hervorragenden Kandidaten für Zahnimplantate.

3. KERAMIKEN UND KOHLENSTOFF

Oxidkeramiken wurden in chirurgische Implantate eingeführt, weil sie biologisch nicht abbaubar sind, eine hohe Festigkeit aufweisen und hohe Eigenschaften wie Farbe, minimale thermische und elektrische Leitfähigkeit sowie eine breite Palette elastischer Eigenschaften besitzen. In vielen Fällen hat jedoch die geringe Duktilität oder inhärente Sprödigkeit zu Einschränkungen geführt. Keramiken wurden in loser Form und in jüngerer Zeit als Beschichtungen auf Metallen und Legierungen verwendet. Hydroxylapatit (CalO (PO4)6(OH) 2) (HA), Tricalciumphosphat (Ca3 (PO4)2) und Bioglas sind einige der am häufigsten verwendeten bioaktiven Keramiken, die möglicherweise eine kohäsive chemische Verbindung mit dem Knochen eingehen. Aufgrund der geringen Biegefestigkeit und des unterschiedlichen Grades der Auflösung/Löslichkeit eines vollkeramischen Implantats ist die Beschichtung die Anwendung der Wahl im Bereich der Implantologie.

Heißisostatisches Pressen (P = 1,OOO bar, T = 75O°C) führt zur Bildung hochdichter HA-Beschichtungen mit einer Oberflächenrauhigkeit (Ra) von 0,7 pm und einer Haftfestigkeit > 62 MPa. Die oberflächeninduzierte Mineralisierung (SIM) führt zu denselben Oberflächeneigenschaften wie das Plasmaspritzverfahren, kann aber eine stärkere Bindung zwischen Beschichtung und Substrat bewirken.

Die Schichtdicke beträgt bei der Plasmaspritztechnik in der Regel 50 bis 70 pm, kann aber je nach Beschichtungsmethode zwischen 1 und 100 pm liegen. Hydroxylapatit-Beschichtungen bestehen aus zwei Phasen: der *amorphen Phase* und der *kristallinen Phase. Die* Kristallinität steht in direktem Zusammenhang mit der Auflösungsgeschwindigkeit, wobei dichtere und kristallinere Beschichtungen am wenigsten auflösbar sind.

BIOAKTIVE UND BIOLOGISCH ABBAUBARE KERAMIK AUF DER BASIS VON KALZIUMPHOSPHAT:

Die Kalziumphosphatkeramik Ca_3 (PO $)_{42}$, die in der rekonstruktiven Zahnchirurgie verwendet wird, umfasst ein breites Spektrum von Implantattypen und damit auch ein breites Spektrum von klinischen Anwendungen. Frühe Untersuchungen zeigten, dass die nominelle Zusammensetzung der mineralischen Phase des Knochens (Ca_5 $(PO_4)_3$ OH) relativ ähnlich ist. Die Labor- und klinischen Ergebnisse für diese Partikel waren vielversprechend und führten zu Erweiterungen für Implantatanwendungen einschließlich größerer Implantatformen (wie Stäbe, Kegel, Blöcke, H-Stäbe) zur strukturellen Unterstützung bei relativ hohen Belastungen.

Mischungen dieser Partikel mit Kollagen und später mit Arzneimitteln und aktiven organischen Verbindungen wie dem morphogenetischen Knochenprotein (BMP) vergrößerten die Bandbreite der möglichen Anwendungen. Die Beschichtung von Metalloberflächen durch Flammen- oder Plasmaspritzen (oder andere Techniken) nahm bei $CaPO_4$-Keramiken rasch zu. Die Beschichtungen wurden auf eine breite Palette von endostealen und subperiostalen Zahnimplantaten angewandt, um die Biokompatibilitätsprofile der Implantatoberflächen und die Langlebigkeit der Implantate zu verbessern.

VORTEILE
- Die chemische Zusammensetzung ist hochrein, und die Substanzen ähneln den Bestandteilen von normalem biologischem Gewebe (Kalzium, Phosphor, Sauerstoff und Wasserstoff).
- Ausgezeichnete Biokompatibilitätsprofile mit einer Vielzahl von Geweben bei bestimmungsgemäßem Gebrauch. Möglichkeiten zur Herstellung von Verbindungen zwischen ausgewählten $CaPO_4$-Keramiken und Hart- und Weichgeweben.
- Minimale thermische und elektrische Leitfähigkeit sowie die Fähigkeit, eine physikalische und chemische Barriere für den Ionentransport (z. B. metallische Ionen) zu bilden.
- Der Elastizitätsmodul ist dem des Knochens ähnlicher als bei allen anderen Implantatmaterialien, die für lasttragende Implantate verwendet werden.
- Die Farbe ist ähnlich wie die von Knochen, Dentin und Zahnschmelz.

NACHTEILE
- Unterschiede in den chemischen und strukturellen Merkmalen einiger derzeit erhältlicher Implantatprodukte.
- Relativ geringe mechanische Zug- und Scherfestigkeit unter Ermüdungsbelastung.

- Relativ geringe Haftfestigkeit einiger Beschichtungen an der Substratoberfläche.
- Variable Löslichkeit je nach Produkt und klinischer Anwendung.
- Veränderung der chemischen und strukturellen Eigenschaften des Substrats im Zusammenhang mit einigen verfügbaren Beschichtungstechnologien.

Im Allgemeinen haben diese Klassen von Biokeramiken eine geringere Festigkeit, Härte und einen geringeren Elastizitätsmodul als die chemisch inerteren Formen. Die Ermüdungsfestigkeit, insbesondere bei porösen Materialien, hat bei einigen Zahnimplantatdesigns zu Einschränkungen geführt.

Unter bestimmten Bedingungen wurden diese Eigenschaften genutzt, um bessere Implantatbedingungen zu schaffen (z. B. bieten Biophosphatzusätze (Bioglass oder Ceravital) und Glaskeramik (AW-Glaskeramik) eine breite Palette von Eigenschaften.

BIOAKTIVE KERAMISCHE EIGENSCHAFTEN:[1]

Die physikalischen Eigenschaften beziehen sich auf die Oberfläche oder Form des Produkts (Block, Partikel), die Porosität (dicht, makroporös, mikroporös) und die Kristallinität (kristallin oder amorph). Die chemischen Eigenschaften hängen mit dem Kalziumphosphatverhältnis, der Zusammensetzung, den elementaren Verunreinigungen (Karbonate), der ionischen Substitution in der atomaren Struktur und dem pH-Wert der Umgebung zusammen. Diese Eigenschaften sowie die biomechanische Umgebung spielen alle eine Rolle beim Abbau der Partikel). Calciumaluminate, Natrium, Lithium Inertgläser mit Calcium Physikalische Eigenschaften sind spezifisch für die Oberfläche oder Form des Produkts (Block, Partikel), Porosität (dicht, makroporös, mikroporös) und Kristallinität (kristallin oder amorph). Die chemischen Eigenschaften hängen mit dem Kalziumphosphatverhältnis, der Zusammensetzung, den elementaren Verunreinigungen (Karbonate), der ionischen Substitution in der atomaren Struktur und dem pH-Wert der Umgebung zusammen. Diese Eigenschaften sowie das biomechanische Umfeld spielen eine Rolle für die Resorptionsgeschwindigkeit und die klinischen Anwendungsgrenzen der Materialien.

KOHLENSTOFF UND KOHLENSTOFF-SILIKON-VERBINDUNGEN:[1]

Kohlenstoffverbindungen werden aufgrund ihrer chemischen Inertheit und fehlenden Duktilität häufig als Keramik eingestuft.

ANWENDUNGEN

- Umfassende Anwendungen für kardiovaskuläre Geräte und

- Hervorragende Biokompatibilitätsprofile und ein Elastizitätsmodul, das dem der von Knochen haben zu klinischen Versuchen mit diesen Verbindungen in der zahnärztlichen und orthopädischen Prothetik geführt.

VORTEILE

- Gewebebefestigungen.

- Kann verwendet werden, ist die Regionen, die als Barriere für die elementare Übertragung von Wärme und elektrischen Stromfluss und Kontrolle der Farbe dienen und bieten Möglichkeiten für die Befestigung von aktiven bimolekularen oder synthetischen Verbindungen.

BESCHRÄNKUNGEN

- Relativ schlechte mechanische Festigkeitseigenschaften und biologische Abbaubarkeit, die die Gewebestabilität beeinträchtigen könnte.
- Zeitabhängige Veränderungen der physikalischen Eigenschaften und minimale Resistenz gegen Kratzen oder Schaben im Rahmen der Mundhygiene.

REFERENZEN

1. Misch CE. Contemporary Implant Dentistry. Mosby 2nd edition.1999:271- 302
2. Phillips Wissenschaft der Dentalmaterialien; 12th edition
3. Cracken MM. Dental Implant Materials" Kommerzielles Reintitan und Titanlegierungen. J Prosthet Dent 1999;8:40-43.

KAPITEL 5

ARTEN VON ZAHNIMPLANTATEN

Zahnimplantate lassen sich je nach dem Bereich, in dem das Implantat eingesetzt wird, grob in vier große Untertypen einteilen, nämlich

- Schleimhaut-Implantate
- Subperiostale Implantate
- Enossale Implantate
- Transosteale Implantate

I.) SCHLEIMHAUTIMPLANTATE[1,2,3]

Intramukosale Einsätze unterscheiden sich in Form, Konzept und Funktion von den anderen Modalitäten. Es handelt sich um pilzförmige Titanvorsprünge, die an der Gewebeoberfläche einer herausnehmbaren Teil- oder Totalprothese im Oberkiefer befestigt werden und in vorbereitete Weichgewebsaufnahmen in der Gingiva einrasten, um zusätzlichen Halt und Stabilität zu bieten. Sie dienen also als Stütze für die Prothese, nicht aber als Abutments. Sie werden bei der Behandlung von Patienten eingesetzt, die nicht über eine ausreichende Knochenhöhe für enossale Implantate verfügen und deren allgemeiner Gesundheitszustand einen chirurgischen Eingriff, wie er für subperiostale Implantate erforderlich ist, nicht zulässt.Intramukosale Einsätze kommen nicht mit dem Knochen in Berührung, so dass die Art der Gewebsintegration keine Osteointegration, Osteopreservation oder periostale Integration ist. Intramukosale Einsätze werden häufig im Oberkiefer verwendet. Aufgrund der komplizierten Biomechanik **mit** spitzeren Alveolarkammwinkeln, einem breiteren Spektrum an einwirkenden Kräften und einer unzureichenden Gingivadicke wird die Platzierung von intramukosalen Einsätzen im Unterkiefer nicht empfohlen.

II .) SUBPERIOSTALE IMPLANTATE [1,12]

Ein subperiostales Implantat ist ein speziell angefertigtes Gerüst, das auf die stützenden Bereiche im Unter- oder Oberkiefer unter dem Mukoperiost passt und eine perimukosale Erweiterung zur Abstützung und Befestigung von Prothesen aufweist

Nach der Entwicklung des Einzelzahnimplantats durch Dr. Strock setzte *Gustav Dahl* 1940 das erste subperiostale Implantat (SI) (Schou, et al., 2000). Ein subperiostales Implantat ist eine Implantatstruktur, die fast den gesamten Alveolarfortsatz des Ober- oder Unterkieferknochens unter dem Periost bedeckt. Diese Implantate ruhen auf dem Knochen und werden nicht in den Knochen eingesetzt, so dass kein neuer Knochen um sie herum wächst. Sie haben vier bis sechs Pfosten, die nach dem Vernähen durch das Zahnfleisch herausragen. An diesen Pfosten kann dann eine Vollprothese befestigt werden. Diese Implantate waren in den Vereinigten Staaten nicht sehr beliebt, bis zwei amerikanische Zahnärzte, *Dr. Gershkoff und Goldberg,* 1948 ihr erstes Implantat einsetzten. Dies erregte die Aufmerksamkeit anderer Zahnärzte.

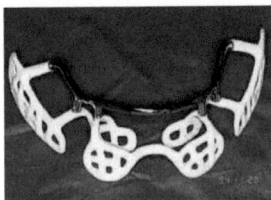 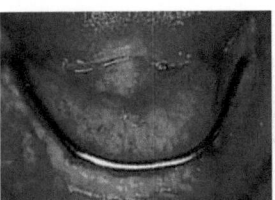

Auf dem Bild ist zu erkennen, dass der Patient einen stark resorbierten Unterkiefer hat und wahrscheinlich nicht in der Lage wäre, eine Vollprothese ohne eine Form von enossalen Implantaten zu tragen.

HERSTELLUNG EINES SUBPERIOSTALEN IMPLANTATS

Bei diesem Verfahren wurden Form und Größe des Unter- oder Oberkiefers des Patienten anhand von Röntgenaufnahmen gemessen. Dann wurde der Gipsabdruck des Patienten reduziert, um die genaue Größe und Form des darunter liegenden Knochens zu ermitteln. Anhand dieses Gipsmodells konnte das Metallgerüst entworfen werden. Eine andere, invasivere Methode bestand darin, das Gewebe über die gesamte Länge des Unter- oder Oberkiefers einzuschneiden und dann den darunter liegenden Knochen freizulegen.

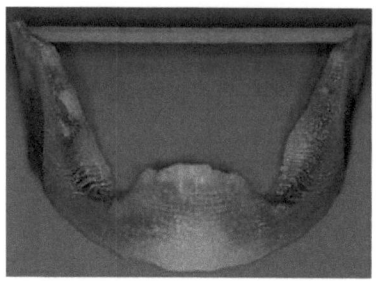

Es könnte ein Abdruck des Knochens gemacht werden, und das Labor würde dann das subperiostale Implantat herstellen. Mit dem Aufkommen der CAT-Scans (computerisierte axiale Tomographie) konnten die subperiostalen Implantate genauer angefertigt werden. Es wird ein kompletter Scan des Kiefers angefertigt, und eine computergestützte Modellierungsmaschine verwendet diese Daten, um ein dreidimensionales Kunststoffmodell des zu behandelnden Kiefers zu erstellen; sobald das Modell angefertigt ist, werden die subperiostalen Implantate an das Modell angepasst, das später chirurgisch in vivo eingesetzt wird.

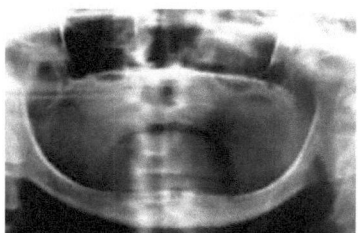 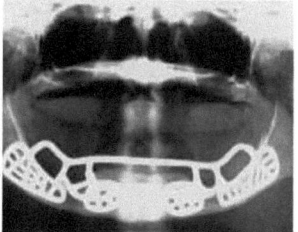

Das Bild ganz links zeigt eine Röntgenaufnahme eines stark resorbierten Unterkiefers. Das nächste Bild zeigt denselben Kiefer mit einem subperiostalen Implantat. Die Nachbeobachtung von subperiostalen Implantaten war mit kurzfristigem Erfolg (bis zu 93 % über 5 Jahre) angemessen. Die Langzeiterfolgsraten sinken oft in Richtung 50 %, wenn sich die Studien dem Alter von 10 Jahren nähern. Im Oberkiefer ist die Erfolgsquote bei subperiostalen Implantaten deutlich geringer als im Unterkiefer. Der Grund für das Scheitern ist in der Regel eine Infektion infolge der Beweglichkeit des Implantats, wenn der darunter liegende Alveolarknochen resorbiert wird.

III .) ENOSSALE IMPLANTATE[1,12,13]

Endosteale Implantate werden chirurgisch in den alveolären und basalen Knochen eingebracht; je nach Form können sie weiter unterteilt werden.

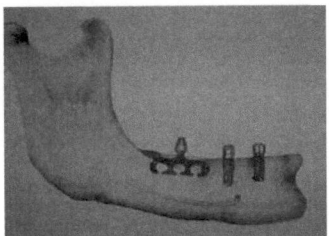

Endosteale Implantate werden auch als ein- oder zweizeitig kategorisiert. Einzeitige enossale Implantate werden in den Knochen eingebracht und ragen unmittelbar durch die Schleimhaut in die Mundhöhle. Zweizeitige Implantate werden zunächst bis auf Höhe der Kortikalisplatte in den Knochen eingebracht. Die Mundschleimhaut wird dann über den Implantaten vernäht und für eine vorgeschriebene Heilungszeit belassen.

Die Einheilzeit hängt von der Qualität des Knochens ab, dauert aber in der Regel mindestens 3 bis 4 Monate im Unterkiefer und 6 bis 9 Monate im Oberkiefer. Bei einem zweiten Eingriff wird die Schleimhaut gespiegelt, die obere Fläche/Plattform des Implantats freigelegt und eine Verlängerungshülse oder ein Abutment auf das Implantat gesetzt, das in die Mundhöhle hineinragt.

a) WURZELFORMIMPLANTATE

Wurzelimplantate wurden erstmals 1936 von Strock eingeführt und sind so gestaltet, dass sie der Form einer natürlichen Zahnwurzel ähneln. Sie haben in der Regel einen runden Querschnitt. Wurzelformen können mit Gewinde, glatt, abgestuft, parallel oder konisch, mit oder ohne Beschichtung, mit oder ohne Rillen oder Schlitz sein und können mit einer Vielzahl von Komponenten zur Befestigung einer Prothese verbunden werden.

Das Branemark-Konzept der Osseointegration erhöhte die Erfolgsquote dieser Implantate. In der Regel müssen Wurzelformen eine Osteointegration erreichen, um erfolgreich zu sein, daher werden sie während der Einheilung in einen funktionellen Zustand versetzt, bis sie osteointegriert sind. Halbtauchende Implantat-Einheilkappen werden dann entfernt, oder eingetauchte Implantate werden chirurgisch freigelegt, um Komponenten für den Halt einer festsitzenden oder herausnehmbaren Prothese anzubringen.

Die meisten Wurzelformen sind also zweizeitige Implantate. Das Halbtauchen von

Wurzelformen macht zwei chirurgische Eingriffe überflüssig, was eine wichtige Verbesserung der Modalität im Hinblick auf die Technikarmut darstellt. Wurzelformprotokolle erfordern separate Behandlungsschritte für das Einsetzen und die Befestigung des Abutments oder Retentionsmechanismus, unabhängig davon, ob das Einheilungsprotokoll ein Eintauchen oder ein halbes Eintauchen vorsieht.

b) BLADE-VENT-IMPLANTATE (PLATTENFORM)

Dr. Linkow entwickelte 1963 die "VentPlant". Dies war das erste selbstschneidende oder selbstfädelnde Implantat, das erfunden wurde. Es hatte ein offenes, käfigartiges Design, das zuerst in den Knochen eingeführt wurde, mit einigen Gewinden auf einem massiven Körper an der Spitze. Für seine ersten Implantate verwendete er eine Chrom-Kobalt-Legierung oder rostfreien Stahl. Nach den Ergebnissen von Branemark änderte er seine Materialwahl auf Titan. Der VentPlant war nicht sinnvoll, wenn das Knochenangebot begrenzt war. Für begrenztes Knochenangebot erfand Dr. Linkow das Vent-Blade-Implantat. Das Design bestand aus einer langen, dünnen Klinge, die chirurgisch in eine Nut im Knochen eingesetzt wurde. Aus der Klinge ragte ein Pfeiler heraus, auf den eine Krone oder ein Geschiebe für eine Prothese gesetzt werden konnte. Ein Nachteil dieses Designs besteht darin, dass weniger dieser Implantate als einwurzelige Implantate eingesetzt werden können, da die Basen so lang sind.

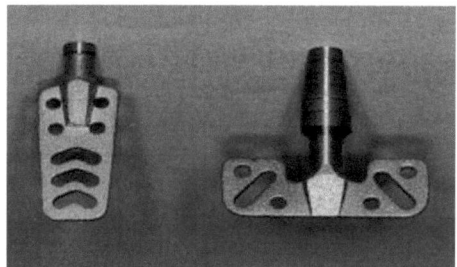

Blade-Implantate waren die ersten Zahnimplantate, die bei einer großen Anzahl von Zahnärzten einen angemessenen Erfolg erzielten. Ursprünglich waren alle Blade-Implantate ein einzeitiges System, und die Erfolgsquoten lagen deutlich unter denen der heutigen wurzelförmigen Systeme. Später wurden zweizeitige Implantate mit abnehmbaren Abutments und Einheilkappen angeboten.

Viele Probleme mit Blade-Vent-Implantaten sind auf die hohe Temperatur während der Präparation, die Schwierigkeit, einen Präzisionsschlitz für die Insertion zu präparieren, und den großen Umfang der Implantate zurückzuführen. Außerdem ist zu beobachten, dass diese Implantate in der Regel eher eine faserige Verkapselung als eine Osseointegration aufweisen.

Obwohl diese Implantate derzeit nicht verwendet werden, wurde ihre Erfolgsrate mit 75-80 % in 5 Jahren und 50 % in 10 Jahren angegeben.

c) **ENDODONTIE-STABILISATOR-IMPLANTATE.**

Obwohl es sich bei endodontischen Stabilisatorimplantaten um enossale Implantate handelt, unterscheiden sie sich von anderen enossalen Implantaten in Bezug auf ihre funktionelle Anwendung. Sie dienen nicht als zusätzliche Abutments für die restaurative Zahnheilkunde, sondern zur Verlängerung der funktionellen Länge einer vorhandenen Zahnwurzel, um deren Prognose und, falls erforderlich, ihre Fähigkeit, eine Brücke zu tragen, zu verbessern.

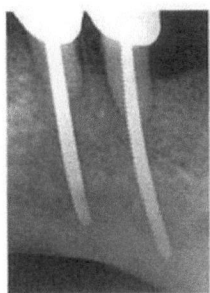

Moderne endodontische Stabilisatoren haben die Form eines langen Gewindestifts, der mindestens 5 mm über die Zahnwurzelspitze hinaus in den vorhandenen Knochen ragt. Endodontie-Stabilisatoren gibt es mit parallelen oder konischen Seiten, glatt oder mit Gewinde. Die erfolgreichsten endodontischen Stabilisatoren haben ein Gewinde und parallele Seiten, wobei die Gewindekämme Schleusenkanäle aufweisen, die verhindern, dass apikaler Zementversiegler in den Knochen gedrückt wird, indem sie ihn nach krestal führen. Das parallele Gewindedesign kontrolliert die Spannungskonzentration an der Wurzelspitze und schützt vor Frakturen und Traumata.

Der endodontische Stabilisator funktioniert im Osteopreservierungsmodus der

Gewebeintegration, da die Zahnwurzel, durch die er eingesetzt wird, während der Heilung einer normalen physiologischen Mikrobewegung unterliegt.

Der Anwendungsbereich des endodontischen Stabilisators wird dadurch bestimmt, dass mindestens 5 mm verfügbarer Knochen über den Apex des zu behandelnden Zahns hinaus vorhanden sein muss, d. h. fünf Millimeter verfügbarer Knochen sind das Minimum, das das Kronen-Wurzel-Verhältnis so weit erhöhen kann, dass die Prognose des Zahns positiv beeinflusst wird. Im Unterkiefer eignen sich der erste Prämolar und die davor liegenden Zähne für die endodontische Stabilisierung. Der zweite Prämolar und die Molaren liegen über dem inferioren Alveolarkanal und sind daher in der Regel nicht für eine endodontische Stabilisierung geeignet. Im Oberkiefer sind die am häufigsten behandelten Zähne die Zentralen, Lateralen, Eckzähne und die linguale Wurzel der ersten Prämolaren. Die zweiten Prämolaren und Molaren befinden sich unter der Kieferhöhle, daher ist die Prognose in diesen Fällen zurückhaltend.

d) RAMUS-RAHMEN-IMPLANTATE

Ramus-Rahmenimplantate haben sich als sicher und wirksam erwiesen. Sie sind für die Behandlung einer totalen Unterkieferzahnlosigkeit mit starker Resorption des Alveolarkamms vorgesehen.

Ramus-Rahmen-Implantate werden wegen der Empfindlichkeit der Technik nicht häufig eingesetzt. Sie verfügen über einen externen Befestigungssteg, der einige Millimeter oberhalb des Kammes von aufsteigendem Ramus zu aufsteigendem Ramus auf die andere Seite des Unterkiefers verläuft. Posterior auf jeder Seite fügt sich eine endostale Verlängerung in den verfügbaren Knochen innerhalb jedes aufsteigenden Ramus ein. Anterior grenzt der Steg an eine platten-/klingenförmige Verlängerung, die in den verfügbaren Knochen im Bereich der Symphyse eingeführt wird.

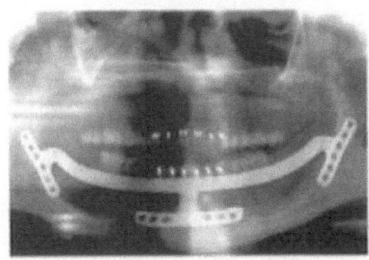

Röntgenbild eines Ramusrahmens in Position

Die Erfolgsrate dieser Implantate bei stark resorbierten Unterkiefern war ähnlich hoch wie die eines wurzelförmigen Implantats, d.h. 94 % in 4 Jahren (Nancy et al. 2005).

IV.) TRANSOSTEALE IMPLANTATE[1,2]

Transosteale Implantate sind die invasivsten aller verfügbaren Implantatmodalitäten. Sie werden durch eine extraorale Inzision unterhalb des Kinns mit einer Reihe von Vorsprüngen eingesetzt, die den Unterkiefer von seinem unteren Rand her durchdringen und durch eine Knochenplatte verbunden sind, die auf dem unteren Rand des Unterkiefers aufliegt. Mehrere Vorsprünge durchqueren den Unterkiefer vollständig, um in die Mundhöhle zu gelangen und die untere Prothese zu verankern.

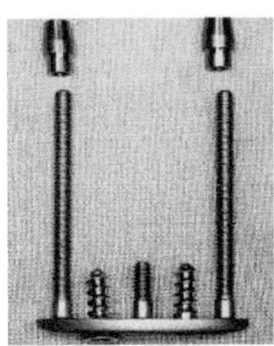
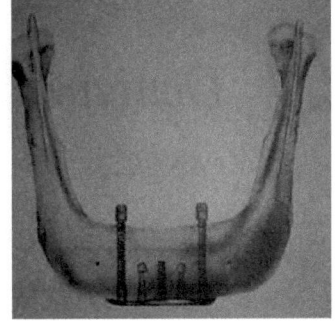

Transosteales Implantat

Transosteale Implantate können nur im vorderen Unterkiefer verwendet werden. Ihre Hauptindikationen sind atrophische Unterkiefer, bei denen wurzelförmige Implantate die Festigkeit des Kiefers weiter beeinträchtigen können. Aufgrund der Komplexität des chirurgischen Ansatzes (extraoraler chirurgischer Zugang, Vollnarkose, Krankenhausaufenthalt und höhere Kosten) erfreut sich diese Implantatmodalität keiner großen Beliebtheit.

REFERENZEN

1. Weiss CM, Weiss A. Principles and practice of implant dentistry. St. Louis: Mosby: 2001; 362-376.
2. Misch CE. Contemporary Implant Dentistry. St Louis Mosby 2nd edition.1999:431-436.
3. Leonardo I. Linkow. Implantologische Zahnheilkunde heute.
4. Phillips Wissenschaft der zahnärztlichen Materialien; 12th edition.

KAPITEL 6

IMPLANTATKOMPONENTEN

Die Bandbreite der Begriffe, die zur Beschreibung der verschiedenen Komponenten des Implantat-Armamentariums verwendet werden, ist sehr groß und nicht standardisiert. Bei der Beschreibung aller Komponenten, die Teil der Implantationstherapie sind, werden die verschiedenen Begriffe und ihre gemeinsamen Beschreibungen, wie sie in diesem Aufsatz verwendet werden, im Folgenden aufgeführt. Querschnitt durch ein zusammengesetztes Implantat mit den verschiedenen Komponenten

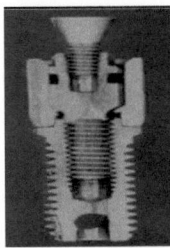

ZAHNIMPLANTAT-KÖRPER

Andere Namen: Implantatkörper, Implantat, Halterung, Implantathalterung, Implantatpfeiler

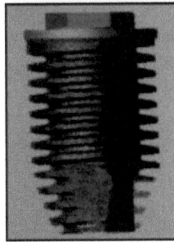

Beschreibung: Die Komponente, die im Knochen platziert wird

IMPLANTATGEWINDE

Andere Namen: Schraubengewinde

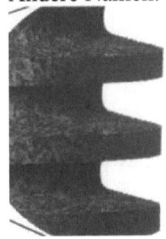 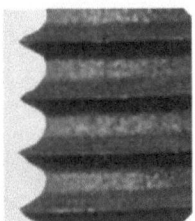

Beschreibung: Das Implantat kann schraubenförmig sein mit Gewinden um den Implantatkörper herum, die zur anfänglichen Stabilisierung des Implantats beitragen. Die Gewinde können unterschiedliche Geometrien haben, wie z. B. "V"-förmig, stumpf oder quadratisch.

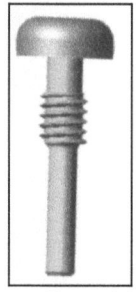 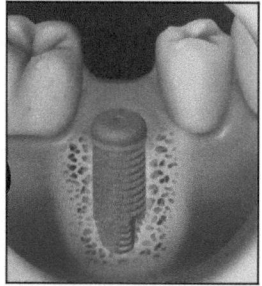

DECKELSCHRAUBE.

Andere Namen: Zahnimplantat-Obturator, Abdeckung der ersten Stufe, Einheilschraube

Beschreibung: Bei mehrteiligen Implantaten wird der Implantatkörper in den Knochen eingegraben, während die Osseointegration stattfindet. Um zu verhindern, dass Knochen oder Gewebe in das zentrale Loch des Implantats eindringt und der Knochen über dem Implantatkörper wächst, wird diese Verschlussschraube zum Zeitpunkt der ersten Operation eingesetzt.

PERMUKOSALE ERWEITERUNG

Andere Namen: Heilungspfosten, Gingivaformer, temporäre Zahnfleischmanschette, transepithelialer Teil.

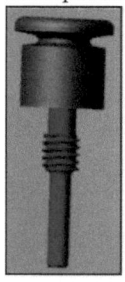 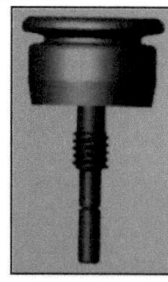 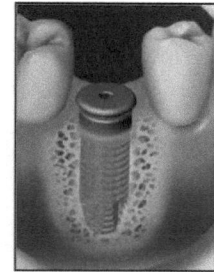

Pro Schleimhautabutments verschiedener Größen und ein Gingivaformer an Ort und Stelle

Beschreibung: Es handelt sich um ein provisorisches Implantat-Verbindungsteil, das auf den Implantatkörper aufgesetzt wird, um einen Kanal durch die Schleimhaut zu schaffen, während die angrenzenden Weichteile einheilen. Sie sind in der Regel breiter als die spätere entsprechende Schnapp-Kupplung, um einen gewissen Gewebekollaps in den Zwischenraum beim Einsetzen der regulären Schnapp-Kupplung auszugleichen. Sie lassen Zeit für das Abklingen der Gewebeschwellung und helfen bei der Auswahl der optimalen Höhe des endgültigen Abutments. Nach der Phase 2 der Freilegungsoperation wird ein Gingivaformer für die erste Weichgewebeheilung eingesetzt.

TRANSMUKOSALES ABUTMENT

Andere Namen: Reguläres Abutment, endgültiges Abutment, Verbindungselement für Zahnimplantate, Implantat-Abutment

Beschreibung: Er verbindet den Implantatkörper mit der Prothese. Nach GPT 6 ist es der Teil des Implantats, der eine Prothese oder eine Implantat-Suprakonstruktion stützt und/oder festhält. Er ist in einer Vielzahl von Ausführungen erhältlich: zylindrisch oder gerade, abgesetzt, abgewinkelt, anpassbar. Die abgesetzten Designs gibt es in verschiedenen Höhen und können sogar die Konturen einer natürlichen Zahnpräparation aufweisen. Sie ermöglichen einen Abschluss am oder unterhalb des Zahnfleischrandes und damit ein natürlicheres Emergenzprofil. Sie können sich auch in der Art der Befestigung an der Prothese unterscheiden oder

HYGIENE-SCHRAUBE

Andere Namen: Komfortkappe, Einheilkappe, Abdeckschraube für Abutment zur Schraubensicherung

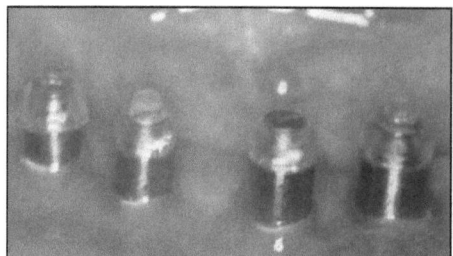
Hygieneschrauben über Abutments zur Schraubensicherung eingesetzt

Beschreibung: Dies ist eine temporäre Polymerabdeckung für ein Abutment zur Schraubenretention. Sie wird über die Schnapp-Kupplung gestülpt, um zu verhindern, dass Ablagerungen und Zahnstein in den mit einem Innengewinde versehenen Teil der Schnapp-Kupplung eindringen, wenn der Patient während der Herstellung oder Reparatur der Suprastruktur ohne diese sein muss.

OBERBAU

Beschreibung: Es ist definiert als ein Metallgerüst, das auf die Implantatpfeiler passt und entweder den Halt für eine herausnehmbare Prothese oder das Gerüst für eine festsitzende Prothese bildet.

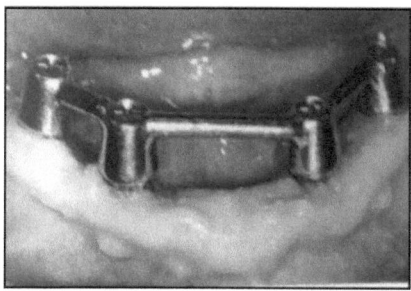
Suprakonstruktion für eine steggetragene implantatgestützte Deckprothese

PROTHESENKAPPE

Beschreibung: Nach GPT 6 handelt es sich um eine dünne Abdeckung, die in der Regel so gestaltet ist, dass sie auf den Implantataufbau passt und als Verbindung zwischen dem Aufbau und der Prothese oder Suprastruktur dient.

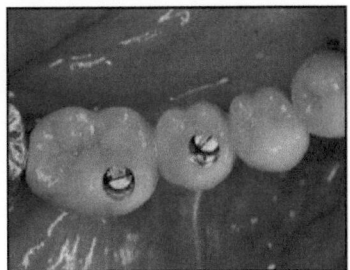

IMPULSGEBENDE OBERFLÄCHENSTRUKTUR

Zahnimplantate können auch durch ihre makro- und mikroskopische Oberflächenkonfiguration charakterisiert werden. Makroskopisch gesehen haben wir es mit zwei Grundtypen von Implantaten zu tun: Schrauben und zylinderförmige Implantate. Mikroskopisch gesehen haben wir es mit einer Reihe von Oberflächenbehandlungen und -beschichtungen zu tun, die alle die Osseointegration fördern sollen.

Schnecken und Zylinder funktionieren beide effektiv, und es ist schwer zu sagen, dass eine Konstruktion besser ist als die andere. Es gibt mehrere Artikel, in denen die Unterschiede zwischen Schrauben und Zylindern verglichen werden und in denen die eine der anderen in bestimmten Situationen vorgezogen wird, aber das ist alles eine Frage der persönlichen Vorliebe.

GEWINDEIMPLANTATE

Das Gewindeimplantat ist heute die häufigste Art von Implantatdesign. Es gibt verschiedene Konfigurationen von Implantatgewinden und die entsprechenden Behauptungen der Hersteller, dass sie überlegen sind, aber alle funktionieren im Wesentlichen gleich.

ADVANTAGE

1. Sie stabilisieren das Implantat, wenn es erstmals eingesetzt wird.
2. Sie vergrößern die Oberfläche.
3. Sie bieten dem Zahnarzt, der das Implantat einsetzt, ein hervorragendes Mittel zur Propriozeption und liefern viele Informationen über die Implantatstelle.

DISADVANTAGE

Für die Platzierung in sehr dichten Knochen ist ein Vorbohren erforderlich.

GEWINDELOSE IMPLANTATE

Implantate ohne Gewinde sind grundsätzlich als Implantatzylinder bekannt. Sie haben eine geringere Oberfläche als Implantate mit Gewinde und benötigen daher eine Beschichtung, um die Oberfläche zu vergrößern. Sie werden eingesetzt, indem ein Loch gebohrt wird, das etwas kleiner ist als der Durchmesser des Implantats, und dann das Implantat mit einem Hammer eingeschlagen wird.

Der Vorteil: Sie lassen sich sehr einfach und schnell einsetzen.

Nachteil: Die anfängliche Stabilisierung und Propriozeption sind wesentlich geringer als bei Gewindeimplantaten.

BEARBEITETES IMPLANTAT

Bei der Herstellung eines Implantats wird ein langer Stab aus Titan in eine Maschine eingeführt, die das Titan zu einem Zylinder oder einer Schraube dreht. Die Oberfläche, die dabei entsteht, ist eine "bearbeitete" Oberfläche. Schraubenimplantate können in diesem bearbeiteten Zustand belassen werden, Zylinder müssen jedoch beschichtet werden, um eine ausreichende Oberfläche zu erhalten.

SÄUREGEÄTZTES IMPLANTAT

Mit einer Säurespülung wird die bearbeitete Oberfläche aufgeraut, um die Osseointegration zu verbessern. Chemisches Ätzen kann in Kombination mit Sandstrahlen verwendet werden.

Vorteil: Der wahrgenommene Vorteil ist eine mikroskopische Vergrößerung der Oberfläche, die für die osteoblastische Aktivität attraktiv sein kann. Daraus kann sich eine erhöhte mechanische Verriegelung des Implantats im Knochen ergeben. Bislang gibt es keine Beweise dafür, dass es sich um eine bessere Oberfläche für ein Zahnimplantat handelt.

HEISSGESTRAHLTES IMPLANTAT

Ein maschinell bearbeitetes Implantat wird mit einem Material abgestrahlt, das anschließend durch Waschen des Implantats in einem speziellen Lösungsmittel entfernt werden kann. Dadurch entsteht eine unregelmäßige, aufgeraute Oberfläche, die der Osseointegration förderlich sein kann. Das Sandstrahlen kann mit dem chemischen Ätzen kombiniert werden.

Vorteil: Auch hier könnte eine Erhöhung der Oberflächenrauheit die ossteoblastische Aktivität fördern und eine schnellere/stärkere Osseointegration bewirken. Bislang gibt es dafür keinen Beweis.

TITAN-PLASMASPRAY-IMPLANTAT

Geschmolzenes Titan wird auf die Oberfläche eines maschinell bearbeiteten Implantats aufgesprüht, um die Oberfläche des Implantats zu vergrößern und die anfängliche Stabilität und Osseointegration zu fördern.

Vorteil: Eine vergrößerte Oberfläche und Rauheit tragen definitiv zur mechanischen Stabilisierung des Implantats bei und können letztlich die Osseointegration verbessern.

Nachteil: Hohe Variabilität des Prozesses.

HYDROXYAPETIT-PLASMASPRAY-IMPLANTAT

Hydroxyapetit wird auf die Oberfläche eines maschinell bearbeiteten Implantats aufgesprüht, um eine rauere Oberflächenstruktur zu erzeugen.

Der Vorteil: Das HA vergrößert die Oberfläche und sorgt für eine beschleunigte Biointegration. Die Verwendung von HA bei Zahnimplantaten ist definitiv von Vorteil, da es osteokonduktiv ist und eine schnellere und vollständigere Osseointegration fördert.

Nachteil: HA ist in der Mundflüssigkeit löslich, und wenn das HA freiliegt, führt es zu einem Implantatversagen mit beschleunigtem Knochenverlust.

PORÖSE GESINTERTE OBERFLÄCHEN IMPULSGEBEND

Das Sintern von Titanlegierungspulvern auf eine bearbeitete Titanoberfläche bei hoher

Temperatur und kontrolliertem atmosphärischem Druck erzeugt eine gleichmäßige poröse Oberfläche, die den Oberflächenbereich stark vergrößert.

Vorteil: Schnelles Einwachsen des Knochens und vollständigere Osseointegration.

KAPITEL 7

Patientenauswahl und diagnostische Hilfsmittel in Implantate

Der erste Schritt des klinischen Protokolls ist eine gründliche medizinische und zahnmedizinische Untersuchung, um diejenigen Patienten auszusondern, denen mit einer alternativen Behandlungsmethode besser geholfen werden kann.

Indikation für eine Implantatbehandlung
1. Schwere morphologische Beeinträchtigung der Prothesenstützflächen
2. Schlechte Koordination der Mundmuskulatur
3. Geringe Toleranz der Schleimhäute
4. Parafunktionelle Gewohnheiten, die zu wiederholtem Wundwerden und Instabilität der Prothese führen
5. Hyperaktiver Würgereflex, ausgelöst durch herausnehmbare Prothesen
6. Psychologische Unfähigkeit, die herausnehmbare Prothese zu tragen

   Ungünstige Anzahl und Lage potenzieller Abutments in einem Restgebiss
7. Einzelzahnverlust, um die Einbeziehung der Nachbarzähne als Pfeiler zu vermeiden.

Kontraindikation für eine Implantatbehandlung -
Es ist wichtig, die absoluten Grenzen der Implantatbehandlung zu kennen und zu verstehen, damit es nicht zu einem Misserfolg kommt.
1. Hochdosis-bestrahlte Patienten.
2. Patienten mit psychiatrischen Problemen wie Psychosen, Dysmorphophobie
3. Hämatologische systemische Erkrankungen
4. Vorhandene Pathologien des Hart- oder Weichgewebes, wie z. B. ein gutartiger Tumor, sollten im Einzelfall beurteilt werden.
5. Patienten, bei denen kürzlich eine Extraktion durchgeführt wurde, sollten befragt werden, um das Datum der Extraktion zu ermitteln. Wenn die Extraktion innerhalb von sechs Monaten bis einem Jahr durchgeführt wurde, sollte der Chirurg die Stelle röntgenologisch beurteilen und entscheiden, ob der Knochen für weitere Eingriffe

ausreichend geheilt ist. Es gibt keinen Grund, die Behandlung länger als ein Jahr nach einer Extraktion aufzuschieben, da der größte Teil des Knochenumbaus innerhalb dieses Zeitraums stattfindet.

6. Patienten mit einer Vorgeschichte von Drogen-, Alkohol- oder Tabakmissbrauch sollten sorgfältig untersucht werden.
7. Patienten mit chronischen Krankheiten wie Diabetes oder Bluthochdruck sollten individuell beurteilt werden, wobei eine Rücksprache mit dem Hausarzt erforderlich ist.

Medizinische Bewertung

Die medizinische Bewertung ist ein wesentlicher Bestandteil des diagnostischen Prozesses und kann sich direkt auf die Behandlungsplanung und die Prognose auswirken.

Vor Beginn der Behandlung werden eine Anamnese, eine körperliche Untersuchung und eine Laboruntersuchung durchgeführt.

Medizinische und zahnmedizinische Auswirkungen von Systemkrankheiten bei Implantatpatienten können die Behandlungsplanung beeinflussen

Vollständig zahnlose Erwachsene →

    45 Jahre - 50 Jahre → 16%

    55 Jahre - 64 Jahre → 33%

    65 Jahre - 74 Jahre → 46%

Daher benötigen ältere Patienten eher Implantate.

I] ANAMNESE

Die Anamneseerhebung ist die erste Gelegenheit für den Zahnarzt, mit dem Patienten zu sprechen. Der erste Eindruck sollte den Eindruck eines warmherzigen, fürsorglichen Arztes vermitteln, der geschult ist, Patienten bei komplexen Behandlungen zu helfen. Aufrichtiges Interesse und aktives Notieren sind von Vorteil.

Hauptbeschwerde:.

Geschichte des aktuellen Problems.

KÖRPERLICHE UNTERSUCHUNG:

Beginnt nach der Anamneseerhebung. Eine vollständige Untersuchung von Kopf und Hals ist zu Beginn und bei allen Kontrolluntersuchungen wichtig. - Zysten und Tumore sind auszuschließen.

Extra-oral - Gesichtssymmetrie ,Ohren, Nase und Augen ,Submentaler, submandibulärer und zervikaler Bereich - Lymphadenopathie

Schilddrüse - Hypertrophie. Da ihre Physiologie den Knochenstoffwechsel und das Implantatmanagement beeinflusst.

Mittellinie, Okklusionsebene, Lachlinie - Harmonie.

Intraoral - Lippen, Lippen- und Wangenschleimhaut, Mund-Rachenraum, Gaumen (hart und weich), Zunge

Alle Läsionen oder pathologischen Anzeichen müssen vor der Implantation weiter untersucht werden.

Die körperliche Untersuchung umfasst auch die Beobachtung des Gesamterscheinungsbildes des Patienten und der Vitalzeichen - Puls, Blutdruck, Temperatur und Atmung.

DENTAL EVALUATION, einschließlich Mundöffnung, Kiefergelenk, orale Pathologie, parodontale Parameter, Gebiss, Kieferbeziehung, Okklusion, Bewertung der Weichgewebe, Bewertung der Hartgewebe, Mundöffnung, parodontale Bewertung, Gebiss, Kieferbeziehung, Okklusion

Die Weichteile sollten speziell auf ungünstige Bändchen und Muskelansätze untersucht werden, sowie auf das Vorhandensein von Läsionen und keratinisiertem Gewebe.

Lippenlinie ,Kronenhöhenabstand,Vertikale Auskragung

Parafunktionale Gewohnheiten -

sind bei der Planung von Implantatbehandlungen aufgrund des erhöhten Drucks auf die Implantate, der zu Metallermüdung und -bruch führen kann, als problematisch eingestuft worden

Bruxismus, Zähneknirschen, Zungenstoßen

Sobald der Zahnarzt diese Bedingungen festgestellt hat, wird der Behandlungsplan geändert, um ihre negativen Auswirkungen auf die Langlebigkeit der Implantate, des Knochens und der endgültigen Versorgung zu minimieren.

Knochen - Die Beurteilung der Eigenschaften der Knochenstelle des Empfängers ist von entscheidender Bedeutung, da die Qualität und Quantität des Knochens zwei der wichtigsten Faktoren sind, die die Langlebigkeit des Geräts bestimmen.

Verfügbarer Knochen - Breite, Höhe, Länge, Angulation, Verhältnis Kronenhöhe/Implantatkörper

Die Knochendichte wirkt sich in mehrfacher Hinsicht auf die Implantatbehandlung aus: prothetische Faktoren, Implantatgröße, Implantatdesign, Zustand der Implantatoberfläche, Implantatanzahl und progressive Belastung

DIAGNOSEHILFEN

STUDIENMODELLE

Diagnostische Studienmodelle sind hilfreich bei der Behandlungsplanung und der Projektion von Zielen für den Patienten vor dem Eingriff. Sie helfen auch bei der retrospektiven Analyse des Therapieverlaufs.

DIAGNOSTISCHES WACHSEN

Mit diesem Diagnoseinstrument werden die zentrische Beziehung, der interokklusale Abstand, okklusale Diskrepanzen und die gegenüberliegende und angrenzende Zahnreihe bewertet.

DIAGNOSESCHABLONEN

Der Zweck der diagnostischen Röntgenschablonen besteht darin, den vom Patienten vorgeschlagenen Behandlungsplan in die Röntgenuntersuchung einzubeziehen.

DIAGNOSTISCHE BILDGEBUNG UND TECHNIKEN -
 Ziel ist es, Krankheiten zu erkennen, die Knochenqualität zu bestimmen, die

Implantatposition zu bestimmen und die Implantatausrichtung zu ermitteln.

Verwendete Bildgebungsmodalitäten sind -
Periapikale Röntgenuntersuchung ,Panoramaröntgen ,Okklusionsradiographie ,Fernröntgen ,Tomographie ,Computertomographie ,Magnetresonanztomographie interaktiv

PERIAPIKALE RÖNTGENAUFNAHMEN

Sie sind nützlich, um lokale Knochenerkrankungen auszuschließen und kritische Strukturen zu erkennen. Sie haben einen begrenzten Wert für die Knochenmenge und -dichte. Diese Filme werden für Einzelzahnimplantate verwendet.

OKKLUSIONSRADIOGRAPHIE

Dies ist selten angezeigt. Die Breite des Unterkiefers ist im Bereich der Symphyse am größten. Der Mineralisierungsgrad und das trabekuläre Muster sowie die räumlichen Beziehungen zwischen der Implantatstelle und kritischen Strukturen können nicht bestimmt werden

KEPHALOMETRISCHE RÖNTGENAUFNAHME

Es ist ein nützliches Instrument für die Entwicklung der Behandlungsplanung. Auch ein Querschnittsbild der Alveole in der Midsagitalebene, der Verlust der vertikalen Dimension, die Beziehung zwischen den Skelettbögen, das Verhältnis zwischen Frontzahnkrone und Implantat und die Position der Frontzähne sind zugänglich. Die räumliche Beziehung zwischen dem Implantatbett und kritischen Strukturen kann untersucht und berechnet werden.

PANORAMARADIOGRAPHIE

Die Vorteile sind: Die gegenüberliegende Landmarke ist leicht zu identifizieren, die vertikale Höhe kann anfänglich beurteilt werden, die Durchführung ist bequem, einfach und schnell, die grobe Anatomie der Kiefer kann untersucht werden.

Die Nachteile sind: Die Qualität des Knochens lässt sich nicht nachweisen und kann quantitativ irreführend sein; kritische Strukturen können nicht dargestellt werden.

TOMOGRAPHIE

Bei dieser Technik wird der Knochen quantifiziert und die räumliche Beziehung der kritischen Strukturen bewertet. Nicht geeignet zur Bestimmung der Knochenqualität.

COMPUTERTOMOGRAPHIE

Sie wurde 1972 von Sir Hounsfield entdeckt. Die Entdeckung der CT revolutionierte die medizinische Bildgebung.CT erzeugt axiale Bilder der Anatomie des Patienten, die senkrecht zur Längsachse des Körpers liegen.Die Röntgenquelle dreht sich um 360 Grad um den Patienten und sammelt die Daten.Der Bilddetektor erzeugt elektronische Signale, die als Eingangsdaten für den Computer dienen. Der Computer verarbeitet die Daten mithilfe von Fourier-Algorithmus-Techniken. Das einzelne Element des CT-Bildes wird als Voxel bezeichnet, das die Dichte des CT-Bildes an diesem Punkt zeigt.

D1: Mehr als 1250 Hounsfield-Einheiten

D2: 850 -1250 Hounsfield-Einheit

D3: 350-850 Hounsfield-Einheit

D4: 150-350 Hounsfield-Einheit

CT ermöglicht die Identifizierung der Krankheit, bestimmt die Knochenqualität, bestimmt die Knochenmenge, bestimmt die Implantatposition, bestimmt die Implantatausrichtung

Der Zugang zu diesem bildgebenden Verfahren war eingeschränkt, da ein Radiologe den überweisenden Arzt über den geplanten Eingriff informieren, die Studie neu formatieren und die resultierenden Bilder interpretieren musste.

DENTASCAN

Dentascan imaging bietet die programmierte Reformation, Organisation und Anzeige der Bildgebungsstudie. Der Radiologe gibt einfach die Krümmung des

Der Computer ist so programmiert, dass er Querschnitts- und tangentiale Panoramabilder der Alveole sowie ein dreidimensionales Bild des Bogens erzeugt.

Die interaktive Computertomographie (ICT) wurde entwickelt, um die Lücke im Informationstransfer zwischen Radiologen und Praktikern zu schließen.

Diese Technik ermöglicht es dem Radiologen, die Bildgebungsstudie als Computerdatei an den Arzt zu übermitteln, der die Bildgebungsstudie dann auf einem PC betrachten und mit ihr arbeiten kann.

MAGNETRESONANZTOMOGRAPHIE

Entdeckt von Lauterbur (1972): MRT ist das Gegenstück zur CT

Sie wird in der Implantatbildgebung als Sekundärtechnik eingesetzt.

REFERENZEN-

    Carl E. Misch :Zahnärztliche Implantatprothetik

    Carl E. Misch :Zeitgenössische Implantologie: 2 Auflage

    Charles A. Babbush :Zahnimplantate - Grundsätze und Praxis

KAPITEL 8

IMPLANTAT-SCHABLONEN

Das chirurgische und prothetische Management von Implantaten wird zu einem zuverlässigen Prozess, wenn die Beziehungen zwischen Alveolarknochen, vorhandenem Zahnbestand und Implantaten durch die tomografische/chirurgische Schablone klar festgelegt sind. Die Verwendung einer Bohrschablone in ästhetisch kritischen Bereichen, wie dem zahnlosen Oberkiefer, ermöglicht häufig die sofortige Implantatinsertion, wenn ausreichend Knochen für die Primärstabilität vorhanden ist.

Bereits 1989 wurden chirurgische Schablonen verwendet, um den Chirurgen bei der optimalen Platzierung von Implantaten im Unterkiefer in einem zweistufigen Eingriff zu unterstützen, dem eine prothetische Planung vorausgeht und an den sich provisorische und endgültige prothetische Geräte anschließen.[1]

Computertomografische Aufnahmen für die prothetische Planung werden seit Anfang der 1990er Jahre verwendet, um eine chirurgische Schablone für die vorhersagbare, zuverlässige Platzierung von osseointegrierten Implantaten im Unterkiefer zu erstellen. Softwareprogramme wurden regelmäßig eingesetzt, um neu formatierte CT-Bilder des Unter- und Oberkiefers für die Planung von festsitzenden und herausnehmbaren prothetischen Suprastrukturen zu erhalten, einschließlich röntgenstrahlendurchlässiger prothetischer Schablonen für die optimale Positionierung von Implantaten bei zahnlosen Patienten.[2]

Die Magnetresonanztomographie wurde auch zur Beurteilung des Knochens für die präoperative Implantation verwendet, da ihre tomographische Modalität genaue dreidimensionale Informationen über die Anatomie der Strukturen im Ober- und Unterkiefer liefert. MRT-Marker, die auf einer Acrylschablone platziert wurden, ermöglichten die Identifizierung potenzieller Implantatstellen. Mit Hilfe von MRT- und CT-Scans konnte eine diagnostische Schablone aus Röntgenmarkern hergestellt werden, und die Daten aus der Untersuchung der Schablonenbilder konnten zur Konstruktion einer Bohrschablone ins Labor übertragen werden, so dass der Chirurg die Implantatstellen dreidimensional abbilden konnte.

Stabilität der Bohrschablone - Einer der problematischen Bereiche bei der Verwendung von Bohrschablonen ist die Stabilität der Schablone während des Eingriffs, vor allem in Bereichen der Funktion und Phonetik. In einigen Fällen ist eine hochpräzise Implantatplatzierung erforderlich, um die richtige Ästhetik, Phonetik und Funktion zu gewährleisten.

Die Verwendung einer dreidimensionalen chirurgischen Schablone, die durch palatinale Implantate stabilisiert wird, kann dazu beitragen, eine fehlerhafte Implantatinsertion zu vermeiden, die Behandlungszeit zu verkürzen, das Trauma für das Gewebe zu minimieren und gleichzeitig die [3] Osseointegration.

Chirurgische Schablonen für zahnlose Patienten können stabilisiert werden, um eine genaue Implantatinsertion und vorhersagbare ästhetische Ergebnisse durch die Verwendung von Übergangsimplantaten zu gewährleisten, die die Insertion von permanenten Implantaten anleiten können.[4]

SOFORTIGE BELADUNG VON IMPLANTATEN - Bohrschablonen können für die Insertion von Einzel- oder Mehrfachimplantaten verwendet werden, sie finden ihre beliebteste Anwendung im zahnlosen Unter- und Oberkiefer. Ein weiterer Grund, warum die Bohrschablone in der Implantologie so wichtig geworden ist, ist das Bedürfnis zahnloser Patienten nach einer sofortigen Provisorisierung und Belastung der Implantate, denn die sofortige Insertion kann für Patienten mit einem nicht restaurierbaren Gebiss ideal sein. In solchen Fällen kann die Herstellung und Verwendung einer Bohrschablone durch eine stufenweise Zahnextraktion die vorhersagbare Sofortimplantation erleichtern.[5]

Zu den Vorteilen von Sofortbelastungsprotokollen mit chirurgischer Schablone gehören ein lappenloser Eingriff, eine vorbestimmte Platzierung der Implantate und vorgefertigte provisorische Versorgungen, insbesondere im Oberkiefer, wo das Knochenangebot oft schwierig ist und die Ausfallraten für Implantate höher sind.

Bei Sofortversorgungen umfassen die Schritte bei Verwendung einer Bohrschablone und einer angefertigten provisorischen Versorgung die Bestimmung der mesiodistalen Neigung des Implantats, der bukkolingualen Dimension des Alveolarkamms und der richtigen Position des Implantats, die Herstellung der Bohrschablone und der provisorischen Versorgung sowie das Einsetzen der Implantate und der provisorischen Versorgung. Die Sofortbelastung im Unterkiefer kann ein fünfstufiges Verfahren erfordern: (1) Erstellung einer Scanschablone ,(2) Durchführung eines CT-Scans,(3) Planung eines Implantats mit Hilfe der Surgicase-Software ,(4) Einsetzen eines Implantats mit Hilfe einer stereolithografisch hergestellten Bohrschablone und (5) Einsetzen der Prothese mit endgültiger Versorgung nach 3 Monaten.[6] Die Sofortbelastung des zahnlosen Unterkiefers mit Hilfe einer Bohrschablone ist zu einer beliebten Option geworden.

CHIRURGISCHE SCHABLONE FÜR VOLLBEZAHNTE PATIENTEN

Die herkömmliche Herstellung einer Bohrschablone für vollständig zahnlose Patienten sollte in folgenden Schritten erfolgen

1. Das diagnostische Prothesenaufwachsen: Die vorhandene Prothese des Patienten sollte in kristallklarem Kunststoff nachgebildet werden.
2. Die Palte und/oder die Flanschbereiche in den Bereichen, in denen die Gewebelappen platziert werden, sollten entfernt werden, um zu vermeiden, dass die Lappen aufprallen oder zusammengedrückt werden, um die richtige Ausrichtung und Stabilität des Stents zu gewährleisten.
3. Die okklusalen Hälften der Zähne sollten entfernt werden, um die mesiodistale und bukkolinguale Ausrichtung zu bestimmen und den Bohrer an den Knochen heranzuführen.
4. An den Stellen, an denen das Implantat eingesetzt werden soll, sollten Löcher durch den Kunststoff gebohrt werden, und zwar mit einem Bohrer, der den gleichen Durchmesser hat wie der

CHIRURGISCHE SCHABLONEN FÜR TEILBEZAHNTE PATIENTEN

Diese können auf zwei Arten hergestellt werden
Erste Methode: Die vorhandene Prothese des Patienten wird in kristallklarem Kunststoff dupliziert. Die Bereiche der chirurgischen Schablone, die auf

Gewebelappen stoßen oder diese komprimieren, sollten die korrekte Ausrichtung und Stabilität des Stents gewährleisten. Die okklusalen Hälften der Zähne werden entfernt, um Halt für den Bohrer zu bieten. Mit einem Bohrer, der den gleichen Durchmesser wie der endgültige chirurgische Spatenbohrer hat, werden an den Stellen, an denen ein Implantat eingesetzt werden soll, Löcher durch den Kunststoff gebohrt.

Zweite Methode - auf der Grundlage von Studienmodellen, die aus dem vorhandenen Gebiss des Patienten hergestellt werden, sollten die Zähne in den zahnlosen Bereichen, in denen die Implantate in Okklusion gesetzt werden sollen, von Hand gewachst werden. 2 mm dickes Schienenmaterial wird unter Vakuum über das Studienmodell geformt und bis zu den Vorhöfen und der Höhe der Konyuren an den vorhandenen Zähnen zugeschnitten. Das Schienenmodell wird dann vom Modell entfernt. An den Stellen, an denen ein Implantat eingesetzt werden soll, werden Löcher durch die Kunststoffform gebohrt.

WUNDHEILUNGS- UND NAHTTECHNIKEN IN DER ZAHNIMPLANTATCHIRURGIE

Die Entwicklung unseres Verständnisses von Wunden und Wundbehandlung sowie die standardmäßige und sich ändernde Verfügbarkeit von Nahtmaterialien erfordern, dass der Chirurg mit den chirurgischen Verfahren vertraut ist, die für einen ordnungsgemäßen Wundverschluss unerlässlich sind, um das Potenzial für postoperative Infektionen zu verringern und die erfolgreichen ästhetischen und funktionellen Ergebnisse der Implantatchirurgie zu verbessern.[1]

Arten von Wunden und Wundheilung -
Chirurgische Wunden können je nach Infektionsrisiko während und nach der Operation in vier Kategorien eingeteilt werden: sauber, sauber-kontaminiert, kontaminiert sowie schmutzig und infiziert. Oralchirurgische Eingriffe fallen aufgrund der mit der Mundhöhle verbundenen Flora meist in die zweite oder dritte Kategorie. Die Wundheilung im oralen Mukoperiostgewebe nach einer chirurgischen Wunde weist einzigartige Merkmale auf,

einschließlich der Frage, wie die Wundheilung durch das Lappendesign beeinflusst wird. Der Kliniker sollte für das Lappendesign eine trapezförmige Form anstreben, wobei sich der breitere Teil an der Basis des Lappens befindet; ein solches Design erleichtert die Blutversorgung des Gewebes sowie die Flexibilität, um einen spannungsfreien primären Wundverschluss zu gewährleisten.

Die Arten der Wundheilung können in drei Kategorien eingeteilt werden, die auf dem Gewebetyp und der Art des Wundverschlusses basieren: (1) Heilung durch erste Absicht. (2) Heilung durch zweite Intention. (3) Heilung durch dritte Absicht, auch bekannt als verzögerter Primärverschluss. Heilung durch erste Absicht sollte das primäre Ziel bei vielen implantatchirurgischen Eingriffen sein, einschließlich Zahnimplantaten der ersten Phase, Wurzelabdeckung, Knochentransplantation und Membranen, die zur Geweberegeneration verwendet werden; Heilung durch zweite Absicht tritt nach einer Gingivektomie auf, und Heilung durch dritte Absicht tritt bei Extraktionsalveolen auf.

DER WUNDHEILUNGSPROZESS
Die Wundheilung ist ein schrittweiser Prozess, der Hämostase, Entzündung und Reparatur umfasst; zur Hämostase gehört die Fibrinbildung, die zur Bildung eines schützenden Wundschorfs führt, unter dem die Zellmigration zusammen mit der Bewegung der Wundränder stattfindet, die Entzündung liefert Nährstoffe und erleichtert die Entfernung von Schutt und Bakterien, und zur Reparatur gehören Epithelisierung, Fibroplasie und Kapillarproliferation.

HEMOSTASIS - Sobald die Haut punktiert ist, gelangen Polymorphonukleozyten, Thrombozyten und Plasmaproteine in die Wunde, was zu einer Verengung der Blutgefäße führt. Adenosindiphosphat aus dem umliegenden Gewebe veranlasst die Thrombozyten, sich zu sammeln und sich mit dem nahe gelegenen Kollagen zu verbinden; die Thrombozyten setzen auch Elemente frei, die zur Produktion von Thrombin beitragen, was zur Bildung von Fibrin aus Fibrinogen führt. Die Thrombozyten verbinden sich mit dem Fibrin, und die Thrombozyten setzen den Platelet-Derived Growth Factor und den Transforming Growth Factor beta frei, wodurch die PMN angelockt werden und das Entzündungsstadium **eingeleitet** wird. Makrophagen ersetzen die PMNs nach etwa 48

Stunden und setzen den Entzündungsprozess fort, indem sie Wundexkremente entfernen und Wachstumsfaktoren freisetzen. Die Freisetzung von Wunddebris ist ein wesentliches Element für die Fähigkeit der Wunde, Infektionen zu bekämpfen. **PROLIFERATION -** Das PROLIFERATIONSSTadium beginnt etwa 72 Stunden nach der Wundinitiation. In diesem Stadium synthetisieren die Fibroblasten, die durch die entzündlichen Wachstumsfaktoren in die Wunde gezogen werden, Kollagen. Zu den klinischen Anzeichen dieses Stadiums gehören körniges rotes Gewebe am Wundgrund, dermaler und subdermaler Gewebeersatz und Wundkontraktion. In dieser Phase setzen Fibroblasten Kollagen frei, das ein Gerüst für ein verstärktes Wachstum der Haut bildet. Auch die Angiogenese ist für diese Phase der Wundheilung charakteristisch, die die Regeneration von Kapillaren einschließt. Keratinozyten steuern den Prozess der Epithelisierung in der Wunde, was zu einer weiteren Wundkontraktion und der Bildung einer geschichteten Wundabdeckung führt.

Remodellierung - Die letzte Phase der Wundheilung, die Remodellierung, beinhaltet die fortgesetzte Arbeit des Kollagens, das sich in den nächsten Wochen selbst restrukturiert, um die Haut zu reparieren. Die Zugfestigkeit der Wunde nimmt zu, da die Hautzellen, hauptsächlich durch Fibroblasten, in den nächsten 18 bis 24 Monaten, manchmal auch länger, remodelliert werden.

FACTORS AFFECTING WOUND CLOSURE Faktoren wie Alter, Gewicht, Ernährung, Dehydrierung, chronische Krankheiten, Immunreaktion und Strahlentherapie beeinflussen die Wundheilung und stehen in direktem Zusammenhang mit dem [3] Gesundheit der Patienten.

Nahtmaterial - ein primäres Ziel der zahnärztlichen Chirurgie ist es, für alle Gewebelappen einen spannungsfreien Verschluss der primären Wunden herzustellen, damit die Wunde ordnungsgemäß heilt, unabhängig davon, ob der Eingriff im Rahmen der traditionellen Implantattherapie, der plastisch-kosmetischen Parodontalchirurgie, der Hartgewebetransplantation, der Regeneration von Weichgewebe oder der Exzision von pathologischem Gewebe erfolgt.[4,5] Um das wesentliche Ziel zu erreichen, chirurgische Lappen so zu positionieren und zu befestigen, dass sie die besten Bedingungen für die Wundheilung bieten, sollten drei Bereiche besonders berücksichtigt werden: Nahtarten,

Nahttechniken und chirurgische Knotentechniken.[6] Nahtarten - Sie können in folgende Kategorien eingeteilt werden: (a) resorbierbar (b) nicht resorbierbar

NICHT RESORBIERTE FÄDCHEN - diese bestehen aus Seide oder Polyester (monofile Fäden - meist aus Nylon - und Polytetrafluorethylen (PTFE)).

RESORBALE - sie sind in der Implantatchirurgie immer beliebter geworden, weil sie die postoperative Entzündung verringern und nicht entfernt werden müssen. Sie sollten nicht bei Patienten verwendet werden, die an epigastrischem Reflux, Bulimie, Ösophagitis oder anderen Erkrankungen leiden, die den Zerfall von Nahtmaterial begünstigen. Synthetisches Nahtmaterial zerfällt durch Hydrolyse.

NÄHTECHNIKEN- Eine Vielzahl von Nahttechniken in der Zahnmedizin ermöglicht es dem Arzt, die Heilung durch die richtige Wahl der Nahtpositionierung zu maximieren.[7] Die am häufigsten verwendeten Nahttechniken sind unterbrochene Nähte, Schlingennähte, Matratzennähte, kontinuierliche Interlocking-Nähte und Ankernähte.

Kontinuierliche Naht -

Abbildung 8: Modifikation der unterbrochenen Naht - wird in stark eingeschränkten Bereichen verwendet, um Gewebe zu koagulieren und die einfache unterbrochene Schlingennaht wieder zusammenzufügen.

KAPITEL 9

Einzelzahnimplantate im Frontzahnbereich in der ästhetischen Zone

Einzelzahnimplantate sind für viele Patienten eine praktikable Behandlungsoption. Obwohl immer noch viele die festsitzende Teilprothese als Standard für den Ersatz einzelner oder mehrerer fehlender Zähne ansehen, ist die Erfolgsquote für osseointegrierte Einzelzahnimplantate mit der von implantatgetragenen Prothesen bei völlig zahnlosen Patienten vergleichbar. Die Forschung hat festgestellt, dass angesichts des langfristigen Erfolgs von Einzelimplantaten diese eine wirksame Alternative zur Verwendung von Zähnen als Pfeiler sind, um intakte Zähne als Pfeiler zu erhalten, um intakte Zähne bei Patienten zu erhalten, die eine prothetische Erst- und Folgetherapie erhalten.

LEITLINIEN FÜR DIE VORBEHANDLUNG -
Bestimmte Kriterien für die Insertion, wie die Anatomie des Implantats, die Art des Peridontiums, die Form und Position des vorhandenen Zahns und die Wurzelmorphologie. Um eine optimale Ästhetik zu erreichen, muss der Arzt außerdem die Weichgewebeanatomie, die Knochendimension und die Lachlinie berücksichtigen.

Berücksichtigung von Weichteilen -
Die darunter liegenden Konturen des Knochens bestimmen die Konturen des Weichgewebes.[21] Eine unzureichende Behandlung des Weichgewebes kann dazu führen, dass das Erscheinungsbild des Zahnfleisches nicht mit dem der benachbarten Zähne übereinstimmt.[9] Die Patienten können zwei Arten von Peridontium aufweisen: dünnes und gewelltes oder dickes und flaches Peridontium. Die Zahnform variiert je nach Art des vorhandenen Peridontiums. Bei dickem, flachem Peridontim sind die anatomischen Kronen im Wesentlichen quadratisch, die Kontaktbereiche der Zähne befinden sich mehr apikal und sind inzisogingival und faziolingual größer. Bei dünnem, gewelltem Peridontium sind die anatomischen Kronen im Wesentlichen dreieckig, die Kontaktbereiche der benachbarten Zähne liegen mehr inzisal und okklusal und sind inzisogingival und faziolingual kleiner.[16]

Bei Patienten mit dünnem, gewelltem Peridontium ist die Wahrscheinlichkeit einer fazialen und interproximalen Gingivarezession größer.[14,16]

Vorhersagbare ästhetische Ergebnisse können erschwert werden, wenn zwei oder mehr Implantate an benachbarten Stellen im Oberkiefer-Frontzahnbereich gesetzt werden. Das Design des koronalen Teils des Implantats sowie die Kontur der Implantat-Abutment-Verbindung können auch die Erhaltung der Interdentalpapillen zwischen benachbarten Implantaten beeinflussen.[24]

Dimension des Knochens

Im Frontzahnbereich des Oberkiefers werden das Austrittsprofil und die Position des Implantats durch die Höhe und Breite des verbleibenden Knochens bestimmt. Da es nach einer Zahnextraktion zu einer Resorption des Kieferkamms kommen kann, helfen die Transplantation der Extraktionsalveole und das Einsetzen eines ovalen Brückenglieds, das mit den benachbarten Zähnen verbunden ist, bei der Vorbereitung des Implantatlagers. Das Implantat sollte bald nach der Einheilung der Alveole eingesetzt werden, um die interne Stimulation des Knochens aufrechtzuerhalten und einen Kollaps der fazialen Platte zu verhindern.[21] Wenn das Implantat zu nahe an den natürlichen Zähnen platziert wird, kann dies zu einem Knochenverlust in der Nähe des Zahns führen. Beim Einsetzen von Einzelzahnimplantaten sind angemessene knöcherne und restaurative Dimensionen von entscheidender Bedeutung. Im fazialen und lingualen Bereich der Implantate ist ein Minimum von 1 mm Knochen um das Implantat erforderlich. Um ein Implantat der Standardgröße zu setzen, ist bukkal ein Knochenbett von 6 mm erforderlich.

Morphologie der Wurzeln -

Bevor ein Implantat gesetzt wird, muss die Wurzelform beurteilt werden. Die Auswertung von Röntgenbildern des Zahns vor dem Verlust sowie der verbleibenden Zähne kann von Vorteil sein. Bei Patienten mit dünnem, gewelltem Peridontium sind die Wurzeln schmaler und konischer. Bei Patienten mit dickem, flachem Peridontium sind die Wurzeln breiter und weniger konisch. Wenn ein Standard-Dimeter-Implantat gesetzt wird, ist ein Mindestabstand von 6,5 mm zwischen den Zahnwurzeln erforderlich.

VORBEREITUNG DER STELLE MIT OSTEOTOMEN -

Bei der Standardmethode zur Vorbereitung des Knochenlagers für die Implantation wird der Knochen mit Bohrern entfernt. Eine alternative Technik, bei der Osteotome zum Einsatz kommen, kann an Stellen angewandt werden, die mit Standardbohrtechniken nicht ausreichend erschlossen werden können. Anstatt Knochen zu entfernen, komprimieren Osteotome den Knochen seitlich und ermöglichen so den Erhalt, die Verdichtung und die Ausdehnung des Knochens; mit Osteotomen können dünne Kämme verbreitert werden, um die Implantation zu erleichtern. Ein Vorteil des Osteotoms gegenüber dem Bohren im Oberkiefer und an anderen knochengefährdeten Stellen ist die erhöhte taktile Sensibilität für den Kliniker.

Ein Pilotbohrer wie z.B. ein #1701 oder ein Lindeman-Bohrer in einem geraden Handstück, sollte verwendet werden, um das erste Pilotloch bis zur vorgegebenen Tiefe zu bohren. Das Pilotloch wird dann vergrößert, beginnend mit dem kleinsten Osteotom und gefolgt von einer Reihe größerer Osteotome, je nach Größe und Art des verwendeten Implantats.[32]

IMPLANTATION -

Die genaue Platzierung von Einzelzahnimplantaten ist sehr wichtig, da sie das Durchtrittsprofil der Zahnform, die Lage des Schraubenlochs und die Abmessungen der interproximalen Papillen bestimmt. Bei zementierten Versorgungen sollte das Implantat nach bukkal abgewinkelt werden, was ein gutes Durchtrittsprofil für die endgültigen Versorgungen ergibt, da die okklusale Seite des Implantats zur labialen Seite gebracht wird. Bei einer Sulkustiefe von mehr als 4 mm sollte ein Zwischenaufbau verwendet werden, der die prothetische Arbeitsfläche bis auf 2 bis 3 mm an den Weichgeweberand anhebt. Bei größeren Tiefen kann es zu einem Kollaps des Weichgewebes kommen, was Probleme bei der Einprobe, dem Einsetzen der Abdruckkappen und dem Einsetzen der endgültigen Restaurationen verursacht.[36] Um ein gutes Austrittsprofil zu erreichen, können auch konische Gingivaformer verwendet werden.

FLAP DESIGN -

Die Gestaltung der Inzision innerhalb der befestigten keratinisierten Gingiva kann übermäßige Blutungen verhindern, die Implantation und den Lappenschluss erleichtern, Schwellungen und postoperative Beschwerden begrenzen und einen schnelleren Zugang zum Alveolarknochen ermöglichen. Bei Einzelzahnimplantaten sollte eine minimale Inzision vorgenommen werden, um die Ausdehnung und Anhebung des Lappens zu begrenzen. Bei Patienten mit resorbierten Kieferkämmen kann es schwierig sein, das Implantat mit dem Lappen angemessen zu bedecken und die muko-gingivale Verbindung zu erhalten. Wenn regenerative Materialien zur Korrektur der Kieferkammresorption eingesetzt werden, ist eine erhebliche Freilegung und koronale Positionierung des Labiallappens erforderlich, um eine primäre Abdeckung zu erreichen.

PROTHETISCHE BETRACHTUNG -
Um sichtbare zervikale Metallränder zu vermeiden, sollte das Implantat subgingival im Frontzahnbereich platziert werden. Das Profil der Restauration kann allmählich entwickelt werden, indem eine Acrylschablone mit geeigneten Konturen zum Zeitpunkt der zweiten Phase der Operation verwendet wird. Das Implantat sollte so weit wie möglich nach labial und apikal platziert werden. Zum Zeitpunkt der Abutmentverbindung ist ein Überschuss an vertikalem und orofazialem keratinisiertem Weichgewebe wünschenswert, um ein Emergenzprofil zu schaffen, das dem des benachbarten natürlichen Zahns entspricht. Während der temporären Kronenphase sollten die Gesichtskonturen der Krone im Vergleich zu den Nachbarzähnen leicht nach palatinal verlaufen, um eine mögliche Gingivarezession zu vermeiden.

ENDGÜLTIGE RESTAURIERUNGEN -
Bei Einzelzahnversorgungen wird eine Vollkeramik- oder Keramikkrone verwendet. Die Lage des Implantats bestimmt, welche Restauration verwendet werden sollte. Die endgültige Versorgung wird auf einem Modell hergestellt, wobei die Position des Implantats festgehalten wird. Auf dem endgültigen modifizierten Abutment wird ein Metallguss zur Aufnahme der Keramik hergestellt, wobei den subgingivalen Konturen besondere Aufmerksamkeit gewidmet werden sollte, da sie eine glatte Politur und eine hohe Glasur erfordern.[19]

BERÜCKSICHTIGUNG DES KNOCHENS UND OSSEOINTEGRATION

Viele Studien haben gezeigt, dass die *Qualität und Quantität des Knochens* die Osteointegration und damit den Erfolg eines Implantats beeinflussen.

KNOCHENQUANTITÄT: Sie ist definiert als der verfügbare Knochen an einem unbezahnten und zukünftigen Implantatstandort. Es wird in der Regel durch angrenzende anatomische Strukturen begrenzt. Bei der Bewertung des verfügbaren Knochenvolumens müssen viele Faktoren berücksichtigt werden, z. B. die verfügbare Knochenhöhe, die verfügbare Knochenbreite, die verfügbare Knochenlänge, die verfügbare Knochenwinkelung und das Verhältnis zwischen Krone und Implantat.

Die verfügbare Knochenhöhe ist der gemessene Abstand zwischen dem Kamm des zahnlosen Kiefers und der gegenüberliegenden anatomischen Struktur (z. B. Kieferhöhle, Unterkieferkanal). Die verfügbare Knochenhöhe muss größer sein als die erforderliche Knochenhöhe. Die benötigte Knochenhöhe hängt von der Knochendichte und dem Design des Implantats ab.

Die verfügbare Knochenbreite ist definiert als der Abstand zwischen der lingualen und der fazialen/bukkalen Platte am Kamm des potenziellen Implantatlagers. Bei einer Vergrößerung der verfügbaren Knochenbreite kann ein Implantat mit einem größeren Durchmesser verwendet werden, was eine größere Knochen-Implantat-Schnittstelle (Oberfläche) und eine geringere Belastung pro Flächeneinheit ermöglicht. Empfohlen wird ein Minimum von 5 mm Knochenbreite. Dies ermöglicht ein Minimum von 0,5 mm Knochen auf jeder Seite des Implantats am Kamm.

Die verfügbare Knochenlänge ist definiert als der mesiodistale Abstand in einem unbezahnten Bereich. Sie wird durch angrenzende anatomische Strukturen (wie Zähne) oder andere Implantate begrenzt. Der empfohlene Abstand zwischen zwei Implantaten (proximaler Rand des einen Implantats zum benachbarten Implantat) beträgt 2 mm. Eine Mindestlänge von 7 mm des verfügbaren Knochens ist für die Insertion eines Implantats ausreichend.

Der Bereich des Einbringungswinkels, der an den Okklusionskräften ausgerichtet ist und parallel zur Längsachse der prothetischen Versorgung verläuft, gilt als *verfügbare Knochenangulation*. Ein breiterer Knochen erlaubt bis zu 30 % Angulation (zwischen Belastungsrichtung und Implantatkörper), während ein schmalerer Kieferkamm nur bis zu 20

% Angulation zulässt. Im Unterkiefer sind die Seitenzähne nach lingual und die Frontzähne nach labial geneigt.

Das Kronen-Implantat-Körper-Verhältnis ist definiert als der Abstand der Okklusionsebene zum Kieferkamm im Vergleich zum Abstand vom Kieferkamm zum Apex des Implantats. Dieses Verhältnis wirkt sich nicht nur auf das Aussehen, sondern auch auf das Ausmaß der Kräfte aus, die durch das Drehmoment auf das Implantat und den angrenzenden krestalen Knochen wirken. Wenn die Kronenhöhe erhöht wird, ohne die Länge des Implantatkörpers zu vergrößern, nimmt das Drehmoment zu. Je größer das Verhältnis ist, desto größer ist die Belastung für das Implantat. Eine Erhöhung der Anzahl der Implantate oder die Verwendung breiterer Implantate kann dieses Defizit ausgleichen.

<u>KNOCHENQUALITÄT</u>*: Es wurden* viele *Versuche* unternommen, *verschiedene Knochendichten zu klassifizieren. Die von Lekholm und Zarb (1985) vorgenommene Einteilung* in vier Knochenqualitäten wird häufig verwendet[1].

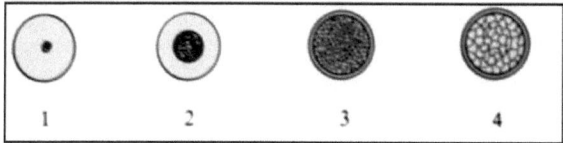

- Der Knochentyp *I* besteht aus "homogenem, kompaktem Knochen".

- Der Knochentyp *II* besteht aus einem Kern aus dichtem trabekulärem Knochen, der von einer dicken Schicht aus kompaktem Knochen umgeben ist.

- Der Knochentyp *III* besteht aus einer dünnen Schicht Kortikalis, die dichten trabekulären Knochen mit günstiger Festigkeit umgibt".

- Knochentyp *IV* besteht aus einer dünnen Schicht Kortikalis, die einen Kern aus trabekulärem Knochen geringer Dichte umgibt".

- Es wird empfohlen, säuregeätzte Titanimplantate bei Typ I, TPS-Implantate bei Typ II und Typ III und HA-beschichtete Implantate bei Typ IV zu verwenden.

<u>LINKOW UND CHEERCHEVE</u>

Klasse I - Idealer Knochentyp, bestehend aus gleichmäßig verteilten Trabekeln mit kleinen spongiösen Zwischenräumen

Klasse II - Größere spongiöse Lücken mit weniger gleichmäßigem knöchernem Muster

Klasse III - Zwischen den Trabekeln bestehen größere markgefüllte Räume

MISCH

DI: Dichter kortikaler Knochen

D2: Dicker, dichter bis poröser Kortikalisknochen auf dem Kamm und trabekulärer Knochen im Inneren.

D3: Dünner poröser Kortikalisknochen auf dem Kamm und feiner trabekulärer Knochen im Inneren.

D4: Feiner trabekulärer Knochen

OSSEOINTEGRATION nach der Definition von Branemark bedeutet zumindest einen gewissen direkten Kontakt von lebendem Knochen mit der Oberfläche eines Implantats bei lichtmikroskopischer Vergrößerung.

Osseointegration "direkte strukturelle und funktionelle Verbindung zwischen geordnetem, lebendem Knochen und der Oberfläche eines lasttragenden Implantats". MECHANISMUS DER OSSEOINTEGRATION :

Nach der chirurgischen Insertion von Implantaten in die Knochenhaut beginnt der traumatisierte Knochen um diese Implantate herum mit dem Prozess der Wundheilung. Wie bereits erwähnt, kann dieser in die Entzündungsphase, die proliferative Phase und die Reifungsphase unterteilt werden. Dies wird in der Tabelle zusammen mit einigen spezifischen Aspekten der Knochenheilung während dieser Phasen zusammengefasst.

Phase eins - Entzündungsphase :

Das Einsetzen von Implantaten in den Knochen beinhaltet die Schaffung eines Knochendefekts und die anschließende Füllung dieses Defekts mit einem Implantatgerät. Selbst bei sorgfältigster chirurgischer Manipulation des Knochengewebes ist die Entstehung einer dünnen Schicht nekrotischen Knochens in der periimplantären Region unvermeidlich.

Darüber hinaus ist eine exakte mikroskopische Passung zwischen dem Implantat und dem chirurgischen Defekt nicht möglich, so dass lokale Bereiche mit totem Raum verbleiben, in denen das Implantat nicht direkt mit dem Knochengewebe in Kontakt kommt. Wenn das Implantat an der Operationsstelle exponiert wird, kommt es mit extrazellulärer Flüssigkeit und Zellen in Kontakt. Dieser erste Kontakt des Implantats mit der lokalen Gewebeumgebung führt zu einer schnellen Adsorption lokaler Plasmaproteine an der Implantatoberfläche. Kurz darauf werden diese Proteine enzymatisch abgebaut und erfahren Konformationsänderungen, Abbau und Ersatz durch andere Proteine. Der Kontakt der Thrombozyten mit den synthetischen Oberflächen führt zu ihrer Aktivierung und zur Freisetzung ihrer intrazellulären Granula, wodurch Serotonin und Histamin freigesetzt werden, was zu einer weiteren Thrombozytenaggregation und lokalen Thrombose führt. Der Kontakt des Blutes mit Proteinen und Fremdmaterialien führt zur Auslösung der Gerinnungskaskade über den intrinsischen und den extrinsischen Weg, was zur Blutgerinnung in den oben erwähnten periimplantären Toträumen und im geschädigten lokalen mikrovaskulären Kreislauf führt. Die Aktivierung der Gerinnungskaskade führt auch zur Bildung von Bradykinin, das ein starker Vermittler von Vasodilatation und Endothelpermeabilität ist.

Während dieser ersten Interaktion zwischen Implantat und Wirt werden zahlreiche Zytokine (Wachstumsfaktoren) von den lokalen zellulären Elementen freigesetzt. Diese Zytokine haben zahlreiche Funktionen, darunter die Regulierung der Produktion von Adhäsionsmolekülen, die Veränderung der Zellproliferation, die Erhöhung der Vaskularisierungsrate, die Förderung der Kollagensynthese, die Regulierung des Knochenstoffwechsels und die Veränderung der Migration von Zellen in einen bestimmten Bereich. In Tabelle 4.2 sind einige der Cystokine aufgeführt, von denen angenommen wird, dass sie für die Integration von Gewebeimplantaten wichtig sind. Diese anfänglichen Ereignisse bei der Einheilung von Implantaten sind weitgehend chemischer Natur und entsprechen dem Beginn einer allgemeinen Entzündungsreaktion, die bei jeder chirurgischen Verletzung auftritt.

Die nächsten Ereignisse, die in dieser Phase der Wundheilung auftreten, bestehen aus einer zellulären Entzündungsreaktion. Sie ist zunächst unspezifisch und besteht hauptsächlich aus der Auswanderung von Neutrophilen in den Bereich des beschädigten Gewebes. Ihre Dauer ist variabel, erreicht aber im Allgemeinen in den ersten 3 bis 4 Tagen nach dem Eingriff ihren Höhepunkt. Die Rolle dieser Zellen besteht in erster Linie in der Phagozytose und der

Verdauung von Trümmern und beschädigtem Gewebe. Die Neutrophilen werden von einer geringeren Anzahl von Eosinophilen begleitet. Eosinophile haben eine ähnliche phagozytische Funktion und können auch Antigen-Antikörper-Komplexe verdauen. Diese Zellen werden durch chemotaktische Reize in den lokalen Bereich gelockt und wandern dann durch Diapedese aus dem intravaskulären Raum in den interstitiellen Raum. Die Endprodukte dieses phagozytischen Prozesses werden über den Lymphkreislauf aus dem lokalen Bereich abtransportiert. Neutrophile und eosinophile Zellen sind Endzustandszellen und können sich daher nicht weiter teilen. Sie fungieren als eine Art erste Stufe der zellulären Abwehr, und ihre Aufgaben werden später durch Lymphozyten und Monozyten ergänzt.

Gegen Ende der ersten Woche nimmt die allgemeine Entzündungsreaktion einen spezifischeren Charakter an. Zu diesem Zeitpunkt findet man in der Wunde eine zunehmende Anzahl von thymusabhängigen Lymphozyten (T-Zellen), schleimbeuteläquivalenten Lymphozyten (B-Zellen), Killerzellen (K), natürlichen Killerzellen (NK) und Makrophagen. Diese Zellen reagieren auf fremde Antigene wie Bakterien und Plaquetrümmer, die während des chirurgischen Eingriffs in den Bereich eingebracht wurden. Diese Antigene werden von den Makrophagen verarbeitet und den B- und T-Zellpopulationen präsentiert. Vier funktionell unterschiedliche T-Zellpopulationen reagieren darauf und üben regulatorische, entzündliche, zytotoxische und augmentative Funktionen aus, was zu einer Vielzahl von Effektor-Modalitäten führt. Die zelluläre Interkommunikation ist für eine wirksame immunregulatorische Funktion unerlässlich und wird durch die Freisetzung löslicher Signalmoleküle, der so genannten Lymphokine, erreicht. Lymphokine sind spezifische Zytokine, die von lokalen zellulären Elementen freigesetzt werden und die immunologische Funktion beeinflussen.

Makrophagen sind die vorherrschenden phagozytischen Zellen, die am fünften bis sechsten postoperativen Tag in der Wunde zu finden sind. Diese Zellen stammen von zirkulierenden Monozyten ab, die durch monoblastische Differenzierung aus dem Knochenmark stammen. Makrophagen haben die Fähigkeit, immunologische und nicht-immunologische Partikel durch Phagozytose aufzunehmen und versuchen, diese Partikel mit lysosomalen Enzymen zu verdauen. Sie verfügen über Zelloberflächenrezeptoren, die bei der Abtötung von Bakterien, Pilzen und Tumorzellen eine wichtige Rolle spielen. Wie bereits erwähnt, verarbeiten Makrophagen auch fremde Antigene und präsentieren sie den Lymphozyten als Teil der zellulären Immunantwort. Im Gegensatz zu den Neutrophilen ist diese Zelle keine Endzustandszelle und hat daher die Fähigkeit, Mitose zu betreiben. Makrophagen können auch zu mehrkernigen Fremdkörperriesenzellen fusionieren, um größere Partikel aufzunehmen. Der Mechanismus, mit dem sie nicht-immunologische Materialien erkennen und aufnehmen, ist jedoch nicht genau bekannt, aber es hat sich gezeigt, dass hydrophobe Materialien wie Polytetrafluorethylen und aufgeraute Kunststoffe leichter von Makrophagen aufgenommen werden als hydrophile Materialien. Darüber hinaus scheinen adsorbierte Proteine auf der Oberfläche der Fremdkörper, die Partikelgröße, die Partikelform, die Oberflächentextur und die damit verbundene freie Oberflächenenergie eine Rolle bei der Aufnahme dieser Partikel durch Makrophagen zu spielen.

Die Reaktion der Makrophagen auf den Kontakt mit Fremdstoffen hängt von der physikalischen und chemischen Beschaffenheit des Materials ab. Einige Stoffe wirken direkt auf die Makrophagen, während andere Stoffe durch die immunologische Beteiligung von Lymphozyten wirken. Man nimmt an, dass der Mechanismus, durch den sie eine Entzündungsreaktion auslösen, in der Freisetzung und Aktivierung bestimmter Entzündungsmediatoren besteht, darunter lysosomale Enzyme, Prostaglandine, Komplement und Lymphokine. Letztlich bestimmt die Reaktion der Makrophagen auf ein Implantat die globale Gewebereaktion auf das Material. Einige wenige Makrophagen, die nicht mit einer offenkundigen Entzündungsreaktion einhergehen, befinden sich normalerweise noch lange nach der Implantation auf intakten Implantatzellen, was jedoch im Allgemeinen problematisch ist und auf eine chronische Entzündungsreaktion und ein wahrscheinliches Implantatversagen hindeutet.

Phase Zwei Proliferative Phase :
Kurz nachdem das Implantat in den Knochen eingesetzt wurde, beginnt die proliferative Phase der Implantateinheilung. In dieser Phase kommt es zum Einwachsen von Gefäßen aus dem umgebenden vitalen Gewebe, einem Prozess, der als Neovaskularisation bezeichnet wird. Darüber hinaus kommt es in dieser Phase zu einer Zelldifferenzierung, -proliferation und -aktivierung, die zur Bildung einer unreifen Bindegewebsmatrix führt, die schließlich umgebaut wird. Wie bereits erwähnt, beginnt diese Phase der Knochenreparatur, während die

Entzündungsphase noch aktiv ist.

Während des Einsetzens von Implantaten in ihre enossale Lage wird die lokale Mikrozirkulation in den Operationsgebieten unterbrochen. Die Regeneration dieser Zirkulation muss schließlich erfolgen, wenn die Wundheilung bereits am dritten postoperativen Tag beginnen soll. Durch den Stoffwechsel der lokalen Entzündungszellen, Fibroblasten, Vorläuferzellen und anderer lokaler Zellen entsteht im Wundgebiet ein Bereich mit relativer Hypoxie. Dies führt zur Entwicklung eines Sauerstoffgradienten mit der niedrigsten Sauerstoffspannung in der Nähe der Wundränder. Dieser hypoxische Zustand in Verbindung mit bestimmten Zytokinen wie dem basischen Fibroblasten-Wachstumsfaktor (bFGF) und dem aus Blutplättchen gewonnenen Wachstumsfaktor (PDGF) ist für die Simulation dieser Angiogenese verantwortlich. bFGF scheint hydrolytische Enzyme wie Kollagenase und Plasminogen zu aktivieren, die dazu beitragen, die Basalmembranen der lokalen Blutgefäße aufzulösen. Dadurch wird der Prozess der Endothelknospung eingeleitet, der entlang des etablierten chemotaktischen Gradienten fortschreitet. Sobald die Anastomosen der Kapillarknospen ausgebildet sind und eine lokale Mikrozirkulation wiederhergestellt ist, führt die verbesserte Gewebesauerstoffspannung zu einer Einschränkung der Sekretion dieser angiogenen Wachstumsfaktoren. Darüber hinaus sorgt die neue Zirkulation für die Zufuhr von Nährstoffen und Sauerstoff, die für die Regeneration des Bindegewebes erforderlich sind.

Lokale mesenchymale Zellen beginnen als Reaktion auf lokale Hypoxie und von Thrombozyten, Makrophagen und anderen zellulären Elementen freigesetzte Zytokine mit der Differenzierung in Fibroblasten, Osteoblasten und Chondroblasten. Diese Zellen beginnen, eine extrazelluläre Matrix aus Kollagen, Glykosaminoglykanen, Glykoproteinen und Glykolipiden aufzubauen. Das anfängliche faserige Gewebe und die Grundsubstanz, die abgelagert werden, bilden schließlich einen faserig-kartilaginären Kallus, der sich schließlich durch einen der endochondralen Ossifikation ähnlichen Prozess in einen Knochenkallus verwandelt. Die Verknöcherungszentren beginnen in sekretorischen Vesikeln, die von den lokalen Osteoblasten freigesetzt werden. Diese Vesikel, Matrixvesikel genannt, sind reich an Phosphat- und Kalziumionen und enthalten außerdem die Enzyme alkalische Phosphatase und Phospholipase A2. Diese Kallusumwandlung wird durch eine verbesserte

Sauerstoffspannung und eine verbesserte Nährstoffzufuhr begünstigt, die mit der Verbesserung der lokalen Durchblutung einhergehen. Der anfänglich angelegte Knochen ist ein zufällig angeordneter (gewebter) Knochen, der schließlich umgebaut wird.

Phase drei Reifungsphase: Der nekrotische Knochen im periimplantären Raum, der durch das operative Trauma entstanden ist, muss schließlich durch intakten, lebenden Knochen ersetzt werden, damit eine vollständige Heilung stattfinden kann. Auf dem Gerüst aus abgestorbenen Knochentrabekeln wird von differenzierten mesenchymalen Zellen in der fortschreitenden Granulationsgewebsmasse appositioneller, gewebter Knochen abgelagert. Dieser Prozess läuft gleichzeitig mit der Verknöcherung des bereits erwähnten fibrokartilaginären Kallus ab. Die gleichzeitige Resorption dieser "zusammengesetzten" Trabekel und des neu gebildeten Knochens in Verbindung mit der Ablagerung reifer konzentrischer Lamellen führt schließlich zu einem vollständigen Knochenumbau und hinterlässt eine Zone lebenden lamellaren Knochens, die mit dem umgebenden Basalknochen eine Zone lebenden lamellaren Knochens ist.

Die herkömmliche Insertion enossaler Implantate erfolgt in einem zweistufigen chirurgischen Verfahren, bei dem das Implantat in der ersten Stufe eingesetzt wird und anschließend eine mehrmonatige Einheilphase abgewartet wird, bevor der transmukosale Teil eingesetzt wird. Sobald die Suprastruktur hergestellt ist, kann mit der Belastung der Implantate begonnen werden. Als Reaktion auf die Belastung, die durch das Implantat auf den umgebenden Knochen übertragen wird, findet um das Implantat herum ein Knochenremodeling statt. In einem histopathologischen Vergleich von belasteten und unbelasteten Implantaten zeigten Donath et al., dass unbelastete Implantate mit kleinen Knochenlamellen in Berührung kamen, die durch viele Bereiche des Knochenmarks und Teile des haversianischen Kanalsystems unterbrochen waren. Belastete Implantate waren von einem kompakteren Knochentyp mit nur kleinen knochenfreien Bereichen in der Nähe der haversianischen Kanäle umgeben. Die Lamellen um das Implantat herum veränderten sich entsprechend der Belastung, die im Laufe der Zeit ein charakteristisches Muster von gut organisierten konzentrischen Lamellen mit der Bildung von Osteonen in traditioneller Weise zeigt. Der belastungsabhängige Umbau des Knochens folgt denselben Prinzipien, die auch für die Frakturheilung gelten.

Unter normalen Umständen ist die Einheilung von Implantaten in der Regel mit einer Verringerung der Höhe des alveolären Randknochens verbunden. Im ersten Jahr nach der Implantatinsertion kommt es zu einem vertikalen Knochenverlust von ca. 0,5 bis 1,5 mm. Danach wird ein stabiler Zustand erreicht, und der normale Knochenabbau erfolgt mit einer Rate von etwa 0,1 mm pro Jahr. Der rasche anfängliche Knochenverlust kann auf die allgemeine Heilungsreaktion zurückgeführt werden, die sich aus dem unvermeidlichen chirurgischen Trauma ergibt, wie z. B. der Anhebung des Periosts, der Entfernung des marginalen Knochens und der durch das Bohren verursachten Knochenschäden. Der spätere stationäre Knochenverlust spiegelt wahrscheinlich die normale physiologische Knochenresorption wider. Faktoren wie ein übermäßiges chirurgisches Trauma, eine übermäßige Belastung oder das Vorhandensein einer periimplantären Entzündung können diesen normalen Resorptionsprozess beschleunigen. In einer prospektiven Untersuchung von Hydroxylapatit (HA)-beschichteten Implantaten stellten Block und Kent fest, dass das Vorhandensein von keratinisierter Gingiva im periimplantären Bereich stark mit dem Knochenerhalt im hinteren Unterkieferbereich korreliert. Wenn also ein übermäßiger Verlust an marginalem Knochen festgestellt wird, muss die Möglichkeit einer unsachgemäßen Belastung des Implantats oder einer periimplantären Entzündung in Betracht gezogen werden, und es sollten Maßnahmen ergriffen werden, um das Problem zu beheben, bevor eine übermäßige Unterstützung des Implantats verloren geht.

WICHTIGE FAKTOREN FÜR DIE OSSEOINTEGRATION

Auch wenn osseointegrierte Implantate langfristig erfolgreich sind, gibt es bestimmte Gründe für das Scheitern von Implantaten. Es wurde vorgeschlagen, dass der biologische Prozess, der zur Osseointegration führt und diese aufrechterhält, von den folgenden Faktoren abhängt.

1. Biokompatibilität von Implantaten
2. ImplantatDesign
3. Implantat-Oberfläche
4. Zustand des Host-Betts
5. Chirurgische Technik
6. Ladebedingungen
7. Knochenumbau:

Faktoren, die die Osseointegration beeinflussen Lokale Faktoren, die die Osseointegration beeinflussen können

- Material
- Zusammensetzung und Struktur der Oberfläche
- HitzeKontamination
- Anfängliche Stabilität
- Qualität des Knochens

REFERENZEN

- Oberflächenbehandlungen von Zahnimplantaten aus Titan zur schnellen Osseointegration .dental materials 23 (2 0 0 7) 844-854
- Per Ingvar Branemark "Osseointegration und ihr experimenteller Hintergrund" JPD 1983 Vol. 50, 399-410.
- Hanson, Alberktson "Structural aspects of the interface between tissue and titanium implants" JPD 1983 vol. 50, 108-113.
- T. Alberktson "Osseointegrierte Zahnimplantate" DCNA Vol. 30, Jan 1986, 151-189.
- Richard Palmer "Einführung in die Zahnimplantologie" BDJ, Vol. 187, 1999, 127 - 132.
- Geroge A. Zarb "Osseointegrierte Zahnimplantate: Vorläufiger Bericht über eine Replikationsstudie". JPD 1983, Vol 50, 271-276.
- Bergman "Bewertung der Ergebnisse der Behandlung mit osseointegrierten Implantaten durch das schwedische Amt für Gesundheit und Wohlfahrt". JPD 1983, Bd. 50, 114-116.

KNOCHENAUGMENTATIONSMATERIALIEN UND IHRE VERFAHREN.

Die chirurgisch-prothetische Behandlung zahnloser Patienten mit unzureichender funktioneller Alveolarkammhöhe wird allgemein befürwortet, um die Prothesenstabilität zu verbessern und die Kaueffizienz zu steigern.unzureichende funktionelle Alveolarkammhöhe ist das Ergebnis einer moderaten Alveolarknochenatrophie.

Die Erweiterung des vestibulären Sulkus sorgt bei den meisten Patienten mit mehr als 10 mm anteriorem Oberkiefer-Alveolarknochen und mehr als 15 mm anteriorem Unterkiefer-Alveolarknochen für eine ausreichende funktionelle Höhe des Alveolarkamms.

Bei einer starken Atrophie des Alveolarkamms kann jedoch durch eine Augmentation des Alveolarkamms eine bessere Stabilität der Prothese erreicht werden.

BIOLOGISCHER MECHANISMUS DER KNOCHENTRANSPLANTATION:

1. Osteoproliferative / Osteogenenis: Dabei handelt es sich um Transplantate, die lebende Zellen enthalten und mit der Bildung neuen Knochens beginnen und die benachbarten Zellen dazu anregen, ebenfalls Knochen zu bilden.

2. Osteoinduktion: Hierbei handelt es sich um Knochentransplantate, die keine Zellen im Transplantat selbst enthalten, sondern die Bildung neuen Knochens aus den benachbarten Zellen anregen.

3. Osteokonduktion: Hierbei handelt es sich um Transplantate, die keine Knochenneubildung auslösen, sondern lediglich als Gerüst für die Verstärkung des Blutgerinnsels dienen und den Zellen ein stabiles Medium für ihre Wanderung und ihren Aufbau bieten.

IDEALE ANFORDERUNGEN AN DAS KNOCHENTRANSPLANTATMATERIAL:

1. Sollte die Bildung neuer Knochen fördern
2. inert und biokompatibel sein
3. Einfach zu erreichen
4. Vorhersehbar
5. Kostengünstig
6. Ungiftig
7. Keine Wurzelresorption oder Ankylose.
8. Stark und widerstandsfähig

KLASSIFIZIERUNG VON KNOCHENTRANSPLANTATEN:

I] Herkunft

- => Autotransplantation
- => Allograft
- => Hetero oder Xenotransplantate
- => Alloplastik.

II] **Knochentransplantate** [Ellegaard (1973) und Nielsen (1980):]

∧ Osteoproliferativ (Osteogenese)

∧ Osteoinduktion

∧ Osteokonduktion

VERSCHIEDENE KNOCHENTRANSPLANTATMATERIALIEN:

1. Autogene Transplantate: Sie werden aus dem eigenen Körper des Patienten entnommen und gelten als der Goldstandard unter den Transplantatmaterialien, da sie Zellen im Transplantat enthalten und die Lebensfähigkeit der Zellen erhalten. Diese Transplantate enthalten lebende Osteoblasten und Osteoprogenitor-Stammzellen und heilen durch Osteogenese. Darüber hinaus vermeiden autogene Transplantate die potenziellen Probleme von Histokompatibilitätsunterschieden und das Risiko der Krankheitsübertragung. Osteoprogenitorzellen oder *Präosteoblasten* proliferieren und überbrücken die Lücke zwischen dem Transplantat und dem Empfängerknochen. Man geht davon aus, dass diese Vorläuferzellen heterogen sind, mit unterschiedlichen Differenzierungsgraden und entsprechenden Unterschieden in ihrer Reaktion auf biologische Wachstumsfaktoren und die natürlichen Chemikalien, die der Körper zur Förderung der Knochenneubildung freisetzt. Transplantierte Osteozyten sterben normalerweise als Reaktion auf Anoxie und die chirurgische Verletzung ab.

Die sich bildenden Mikroanastomosen stellen die Durchblutung wieder her, liefern Nährstoffe für die Synthese von Zellprodukten, unterstützen die Proliferation von Osteoprogenitorzellen, um die Bildung neuen Knochens zu ermöglichen, und fördern die Differenzierung neuer Osteoblasten und die Bildung neuer Osteoklasten. In den frühen Stadien der Autotransplantatheilung entsteht der neue Knochen aus den überlebenden Osteoprogenitorzellen, in späteren Stadien aus der Osteoinduktionsreaktion des Wirtsknochens. Die Fläche der neuen Knocheninterdigitationen und die Menge des resorbierten Spenderknochens ist bei spongiösen Knochentransplantaten höher als bei kortikalen Transplantaten. Wann immer möglich, sollte bei Transplantationen autogener Knochen verwendet werden.

Einstufung:

1. Vaskularisiert
2. Nicht vaskularisiert (Marx 1993).

Stellen für E/A-Autotransplantationen:

Autogener Knochen kann häufig von intraoralen Stellen entnommen werden, z. B. von *zahnlosen Kämmen, Tori, dem Tuberculum maxillareum, von heilenden knöchernen Wunden oder Extraktionsstellen sowie von Knochen, der bei Osteoplastiken und Osteotomien entfernt wurde.*

Darüber hinaus können verschiedene *Arten* von autogenen Knochentransplantaten verwendet werden, darunter kortikale Knochenspäne, Knochenkoagulum oder eine Mischung aus kortikalem und spongiösem intraoralem Knochen. Kortikale Knochenspäne werden auch heute noch gelegentlich verwendet, sind aber weitgehend durch Knochenkoagulum und Knochenmischung ersetzt worden, da die kortikalen Späne im Allgemeinen viel größere Partikel sind (1559,6 x 183 *Umdrehungen*) und ein höheres Potenzial für Sequestrierung haben.

Osseokoagulum wird durch Entnahme von intraoralem Knochen mit runden Bohrern und anschließendes Mischen mit Blut hergestellt. Da die Partikelgröße kleiner ist als die von kortikalen Spänen, ist die Resorption und der Ersatz durch Wirtsknochen sicherer und bietet zusätzliche Fläche für die Interaktion von zellulären und vaskulären Elementen

Vorteil - einfache Verfügbarkeit.

Nachteil - geringe Vorhersehbarkeit

- Unfähigkeit, Material für einen großen Defekt zu beschaffen.

Die Option der **Knochenmischung** wurde entwickelt, um einige der Nachteile der Verwendung von Knochenkoagulum zu überwinden, wie z. B. die fehlende Möglichkeit der Aspiration während der Ansammlung des Koagulums, die unbekannte Qualität und Quantität der gesammelten Knochenfragmente und die Fließfähigkeit des Materials.

Intraorale Spongiosa-Knochenmarktransplantate - können aus dem Tuberculum maxillareum, zahnlosen Bereichen und heilenden Alveolen gewonnen werden.

Bone Swaging - diese Technik erfordert einen zahnlosen Bereich neben dem Defekt, von dem aus der Knochen in den Defekt geschoben wird. Technisch schwierig und von begrenztem Nutzen.

Stellen für E/O-Transplantationen:

Autogene Transplantate können auch aus extraoralen Bereichen wie dem *Beckenkamm und den Rippen* entnommen werden, und einige sind der Meinung, dass Spongiosa und Knochenmark aus diesem Bereich aufgrund klinischer und histologischer Untersuchungen das beste osteo-regenerative Potenzial bieten. Es hat sich jedoch gezeigt, dass Knochentransplantate aus Mischknochen und Knochenkoagulum zu einer ebenso guten Defektauffüllung führen. Viele Patienten weigern sich oder können es sich nicht leisten, für die extraorale Transplantatentnahme ins Krankenhaus zu gehen.

VERFAHREN Das Verfahren zur Gewinnung eines Autotransplantats umfasst die Verwendung von Trepanes, die in verschiedenen Größen erhältlich sind.

Der Knochenkern, der in der Regel nach der Entnahme gewonnen wird, besteht sowohl aus kompaktem als auch aus spongiösem Knochen. Die Spongiosa wird in der Regel wegen ihres höheren Regenerationspotenzials verwendet. Die Kortikalis kann zerkleinert werden und kann ebenfalls verwendet werden. Manche ziehen es vor, nur die Spongiosa zu verwenden und die Kortikalisplatte zu ersetzen, um eine bessere Heilung zu ermöglichen.

Vorteile von Autotransplantaten

1. Bessere Vorhersehbarkeit
2. Keine Antigenität

Benachteiligungen

1. Zeitaufwendig.
2. Zweite Operationsstelle.
3. Unzureichende Menge.
4. Verletzung der Muskeln Mentalis und Depressor labii inferioris.
5. Kieferhöhlenfistel.
6. Schädigung des Nervus alveolaris inferior.

2. Allograft

Allografts sind Knochentransplantate, die von einem Menschen entnommen werden, um sie einem anderen zu transplantieren. Diese Transplantate, die von Verstorbenen stammen, werden in der Regel gefriergetrocknet und behandelt, um eine Krankheitsübertragung zu verhindern, und sind bei kommerziellen Gewebebanken erhältlich. Es gibt verschiedene Arten von Allotransplantaten, darunter gefriergetrocknetes Knochenallotransplantat (FDBA) und demineralisiertes gefriergetrocknetes Knochenallotransplantat (DFDBA).

FDBA, das nicht demineralisiert ist, wirkt in erster Linie durch *Osteokonduktion, einen* Prozess, bei dem das Transplantat das Knochenwachstum nicht aktiviert, sondern wie ein Gerüst für den natürlichen Knochen des Patienten wirkt, der auf und in dem Transplantat wächst. Mit der Zeit wird das Transplantat resorbiert und durch Knochen ersetzt. Derzeit wird diskutiert, wie DFDBA-Transplantate einheilen. Einige Autoren vertreten die Auffassung, dass sie durch *Osteoinduktion* heilen. An diesem Prozess sind pluripotente Zellen aus dem umgebenden natürlichen Knochen beteiligt, auf den das Transplantat gesetzt wird. Diese Zellen werden rekrutiert und differenzieren sich dann zu knochenbildenden Zellen. Im Laufe der Zeit wird das Allotransplantat vom natürlichen intraoralen Knochen resorbiert, und man nimmt an, dass dieser Regenerationsprozess durch das knochenmorphogene Protein (BMP) und möglicherweise andere Wachstumsfaktoren, die vom Allotransplantat freigesetzt werden, *ausgelöst wird.*

DFDBA bietet eine höhere Knochenauffüllung als FDBA. FDBA wird auch heute noch verwendet, aber eine groß angelegte Forschungsstudie hat gezeigt, dass FDBA gemischt mit autologem Knochen eine bessere Knochenauffüllung bewirkt als FDBA allein.

So fanden **Sanders et al.** heraus, dass in 80 % der Testfälle, die mit FDBA plus autogenem Knochen transplantiert wurden, eine Knochenauffüllung von mehr als 50 % erreicht wurde, aber nur in 63 % der Kontrollen, die nur mit FDBA transplantiert wurden.

Urist und Strates zeigten, dass die Demineralisierung und Gefriertrocknung des Transplantatmaterials dessen osteogenes Potenzial drastisch erhöht. Die Entfernung des Knochenminerals scheint ein entscheidender Faktor zu sein. Durch diesen Prozess werden BMPs oder andere Proteine im Transplantatmaterial freigesetzt, die die Knochenneubildung durch Osteoinduktion stimulieren. Klinische Studien am Menschen haben gezeigt, dass DFDBA-Transplantate zu einer Knochenauffüllung von 2,5 bis 3 mm führen, was etwas weniger ist als autogener Knochen.

Rate der Knochenbildung mit DFDBA

Rascher Anstieg von Tag 14 bis Tag 28 und danach abnehmend, insbesondere von Tag 35 bis Tag 42. Niedriger osteogener Index zu Beginn, der jedoch rasch ansteigt, während FDBA zu Beginn einen hohen osteogenen Index aufweist, der nach dem Transplantat nicht ansteigt.

Das Schicksal von Graft

Reynolds und Bowers (1996) zeigten, dass dies das einzige Transplantat ist, das, wenn nach der Transplantation mehr Restpartikel verbleiben, zu einer signifikant größeren Menge an neuem Attachment führt. DFDBA kann im Vergleich zu autologem Knochen eine verzögerte Neovaskularisierung aufweisen (Winet et al. 1992).

Antigenität von FDBA

Friedman (1984); 9 von 43 Patienten wiesen Anti-HLA-Antikörper auf.

Quattlebaum 1988 - kam zu dem Schluss, dass FDBA eine deutlich verringerte Antigenität aufweist, und stellte fest, dass das Gefriertrocknungsverfahren die dreidimensionale Darstellung der HLA-Antigene auf FDBA räumlich verzerren kann, was die Immunerkennung beeinträchtigt.

Vorteile

1. Kommerziell verfügbar
2. Weniger zeitaufwendig
3. Vorhersehbare und reichhaltige Quelle für BMPs

Benachteiligungen

1. Verdacht auf Krankheitsübertragung   (1 von 8 Millionen).
2. Teuer
3. Alter des Spenders

4. Xenotransplantate:

Ein Xenotransplantat ist ein Transplantat zwischen verschiedenen Tierarten. Derzeit gibt es zwei verfügbare Quellen für Xenotransplantate, die in der klinischen Praxis als Knochenersatz verwendet werden: Rinderknochen und Schweineknochen. Beide Quellen liefern durch unterschiedliche Verarbeitungstechniken Endprodukte, die biokompatibel und strukturell dem menschlichen Knochen ähnlich sind. Xenotransplantate sind osteokonduktiv und haben den Vorteil, dass sie leicht verfügbar sind und das Risiko einer Krankheitsübertragung fast völlig ausschließen.

Beispiele:

Bovine anorganische Spongiosa (BACB), im Handel erhältlich als **Bio-Oss®**.

‚**PepGen-15**

Aus Korallen gewonnene Materialien: Natürliche Koralle und aus Korallen gewonnenes Hydroxylapatit

5. Synthetische Knochenersatzstoffe:

Auch synthetische Knochenersatzmaterialien sind für den klinischen Einsatz verfügbar. Mit diesen Materialien lassen sich die Probleme bei der Suche nach geeignetem Autotransplantatknochen und die geringen Infektionsrisiken vermeiden, die mit der Verwendung von menschlichem Kadavermaterial oder anderem tierischen Gewebe verbunden sind. Folgende Arten von synthetischem Knochenersatzmaterial sind erhältlich:

a) Hydroxylapatit

b) Keramiken (außer Hydroxylapatit)

   1. Tricalciumphosphat.

   2. Bioaktive Gläser.

   3. Kalziumsulfat.

c) Polymere

1. Kombinationen von Polyglykolsäure (PGA) und Polymilchsäure (PLA)

2   HTR-Polymer (Verbundwerkstoff aus Polymethylmethacrylat und Polyhydroxyethlymethacrylat)

3. Bioresorbierbare Fixierungsmaterialien

d) Knochenersatzmaterialien aus GIC.

Anforderungen an synthetische Knochenersatzmaterialien: Knochenaufbaumaterialien - insbesondere die synthetisch hergestellten Materialien - müssen besondere Anforderungen erfüllen:

1. Lokale und systemische Kompatibilität
2. Kein allergenes Potenzial
3. Lagestabilität bei der Anwendung
4. Resorbierbarkeit und vollständige Knocheninfiltration
5. Osteokonduktion
6. Stimulierung der Knochenheilung
7. Mechanische Festigkeit
8. Volumetrische Stabilität
9. Kostengünstig

Bioaktive Gläser und Keramiken

Bestimmte Arten von Gläsern, Glaskeramiken und Keramiken, die hauptsächlich aus SiO_a-CaO-Na 0-P O_{225} bestehen, werden häufig in Verbindung mit medizinischen und zahnmedizinischen Implantaten verwendet, da sie nach Kontakt mit Körperflüssigkeiten eine Schicht aus Hydroxycarbonat-Apatit auf ihrer Oberfläche bilden. Bei der Verwendung auf der Oberfläche von Metallimplantaten bindet diese Schicht Kollagenfibrillen ein und schafft auf diese Weise eine mechanisch starke Verbindung zwischen dem Implantat und der angrenzenden Knochenoberfläche. Außerdem ist der Elastizitätsmodul der stärkeren und zäheren bioaktiven Gläser größer als der von kortikalem und spongiösem Knochen. Dies würde zu einer übermäßigen Stressabschirmung des Knochens führen und könnte schließlich zum Bruch des Knochens distal und proximal des Implantats führen. Aus diesen Gründen ist ihre Verwendung bei lasttragenden Implantaten begrenzt und beschränkt sich in der Regel auf die Beschichtung von Metallimplantaten in nicht lasttragenden Bereichen.

Komposit-Transplantate

Das Konzept der Verbundtransplantate entstand aus der Überlegung, dass die Transplantatmaterialien eine gewisse Synergie aufweisen können, indem sie das Potenzial von zwei Materialien kombinieren. Zu den am häufigsten verwendeten Verbundtransplantaten gehört die Kombination aus;

β -TCP + HA

FDBA + DFDBA

Allotransplantat + Autotransplantat

Brille + Autotransplantat

6. **Geführte Knochenregeneration (Osteopromotion):**

Linde et al. beschrieben den Begriff *"Osteopromotion"* als ein physikalisches Mittel, um die anatomische Stelle für die Osteogenese und die Knochenbildung abzuschotten und gleichzeitig Störungen durch nichtosteogenes Gewebe zu verhindern.

Die Verwendung von Membranen zur Steuerung der Knochengewebsbildung durch Trennung des darunter liegenden Knochens vom darüber liegenden Weichgewebe und durch Schaffung eines Raums, in den die gewünschten Knochenzellen einwandern können, wird als *"gesteuerte Knochenregeneration"* bezeichnet.

Dahlin et al. zeigten, dass das Knochenwachstum um Implantate herum mit dieser Technik gefördert werden kann. Die GBR-Technik kann entweder vor der Implantation, gleichzeitig oder sekundär angewendet werden.

Die Wirksamkeit der Barrieremembran in Verbindung mit der Knochenheilung und -regeneration ist wahrscheinlich auf folgende Mechanismen zurückzuführen:

1. Verhinderung der Einlagerung von Fibroblasten in den Defekt (mechanisch).

2. Verhinderung der Kontakthemmung durch heterotopische Zellinteraktionen

(zellulär)

3. Ausschluss von aus Zellen stammenden löslichen Hemmfaktoren (molekular)
4. Lokale Konzentration von wachstumsfördernden Faktoren (molekular)
5. Stimulierende Eigenschaften der Membran (mechanisch und molekular)

Die Membrananforderungen für GBR des Alveolarkamms sind:

1. Die Membran muss aus akzeptablen, biokompatiblen Materialien hergestellt sein.

2. Die Membran sollte geeignete Okklusionseigenschaften aufweisen, um ein Eindringen von faserigem Bindegewebe in den an den Knochen angrenzenden Raum zu verhindern.

3. Die Membran sollte in der Lage sein, einen geeigneten Raum für die knöcherne Regeneration zu schaffen und zu erhalten.

4. Die Membran sollte in der Lage sein, sich mit dem angrenzenden Gewebe zu verbinden.

Arten von Membranen:

a) Nicht resorbierbare Barrieremembran.
- Teflon (e-PTFE)
- Titan-verstärkte Membran.

b) Resorbierbare Barrieremembran.
- Kollagen
- Co-Polymere aus Polylactid und Polyglycolid

Nicht resorbierbare Barrieremembran

Vorteile:
- Benutzerfreundlichkeit
- Stabilisierung

- Vollständige Entfernung
- Vorhersehbare erfolgreiche Ergebnisse
- Raumfahrt
- Biokompatibilität

Benachteiligungen:

- Hohe Komplikationsrate
- Dehiszenz
- Infektion (durch unvollständige Entfernung)
- Zweiter chirurgischer Eingriff zur Entfernung der Membran
- Kosten

Resorbierbare Barrieremembran.

Vorteile:

- Benutzerfreundlichkeit
- Kein Ausbau erforderlich
- Weniger teuer
- Weniger Komplikationen
- Biokompatibel

Benachteiligungen:

- Weniger etablierte Vorhersehbarkeit
- Potenzielle Antigenität bei Kollagenmembranen
- Reaktion von Fremdkörpern auf Polymere
- Schwierig zu stabilisieren
- Schwierigkeiten bei der Orientierung

CHIRURGISCHE VERFAHREN FÜR DIE IMPLANTATION

1. ENOSSALE IMPLANTATE

Das Ziel der Wurzelformchirurgie ist es, ein enossales Implantat an der richtigen Stelle und in der richtigen Winkelung einzusetzen, damit es als prothetischer Aufbau verwendet werden kann.

1ˢᵀ STUFE DER OPERATION:

Die erste Phase der Operation besteht aus fünf Ereignissen:

1) Chirurgische Inzision der Gingiva und subperiostale Lappenspiegelung.
2) Verfahren zum Bohren und Senken
3) Verfahren zum Anzapfen
4) Installation der Halterung und Platzierung der Abdeckschrauben
5) Neuanpassung des Weichgewebes und Nahtverfahren.

1. Einschnitt :

Die Bestimmung der ungefähren Position des Foramen mentale erleichtert die Planung der Inzision bei mäßig bis stark resorbierten Kämmen und ermöglicht eine schnellere Reflexion in Regionen um diese Landmarke. Die Identifizierung erfolgt durch Ertasten des eingedrückten Foramens.

Reflexion des weichen Gewebes :

Das Priosteum muss sorgfältig gespiegelt werden, eine übereifrige Spiegelung erhöht das Weichgewebetrauma und kann die Kallusformatio verzögern. Wenn der Zwischenraum zwischen den Kieferbögen unzureichend ist, ist eine Osteoplastik angezeigt. Ist der Zwischenbogenraum größer, kann vor dem chirurgischen Einsetzen der Implantate ein Augmentationsverfahren erforderlich sein.

Standort des Implantats :

a) Die Eröffnung des Nahtknochens ist die häufigste Komplikation, die chirurgische Inzision ist so angelegt, dass dieses Problem minimiert wird. Wenn der Kamm oberhalb des Mundbodens liegt und mehr als 3 mm Gingiva am Kamm anliegt, wird eine Inzision in voller Dicke durchgeführt.

Mukoperiost-Lappen

Bohren und Senkerodieren

Verwendung von Führungsbohrern

1) Ausgiebige Registrierung von Kochsalzlösung
2) Chirurgische Schiene zur Bestimmung des Einbringungsortes der Vorrichtung

Verwendung eines 2-mm-Spiralbohrers: Der Spiralbohrer mit einem Durchmesser von 2 mm wird zur Vergrößerung der Einbaustelle verwendet. Anschließend wird der Richtungsanzeiger in die vorbereitete Stelle eingeführt. Die nächste Bohrstelle wird unter Beibehaltung der Richtung des Führungsbohrers mit dem Richtungsanzeiger vorbereitet.

Verwendung von Pilotbohrern. Pilotbohrer vergrößern die Stelle von 2-3 mm Durchmesser.

Verwendung eines 3-mm-Spiralbohrers. Nach Abschluss der Pilotbohrung wird die Befestigungsstelle mit einem Spiralbohrer mit 3 mm Durchmesser vergrößert. Die Bohrerlänge wird so gewählt, dass die untere Kortikalisplatte im Unterkiefer, in den Nasenhöhlen und in den Kieferhöhlen des Oberkiefers erreicht wird.

Verwendung der Spüle: Dieses Verfahren wird an allen Einrichtungsstellen durchgeführt. Bei diesem Verfahren wird ein Handstück mit niedriger Drehzahl verwendet, um eine Wärmeentwicklung im Knochen zu vermeiden. Befestigen Sie eine Verbindung zwischen dem Handstück und dem abgewinkelten Kopf des Niedergeschwindigkeitsmotors, und schließen Sie den Gewindeschneider an dieses abgewinkelte Handstück an. Während des Gewindeschneidens keinen Druck ausüben und weiterhin gründlich spülen. Wenn das Gewindeschneiden bis zur gewünschten Tiefe abgeschlossen ist, den Gewindeschneider durch Betätigen der Rücklauftaste des Steuergeräts entfernen und das Blut nicht mit Kochsalzlösung oder dem Vakuumgerät aus der präparierten Stelle spülen.

Verwendung einer selbstschneidenden Halterung :

Wenn die Knochendichte gering und die Knochenqualität weich ist, kann eine selbstschneidende Vorrichtung verwendet werden. Anstelle eines 3-mm-Spiralbohrers oder einer Senkbohrung wird ein Senkbohrer verwendet. Es gibt zwei Arten von Gewindeschneidfuttern: Standard und konisch. Diese Typen werden routinemäßig verwendet.

Installation der Vorrichtungen :

Befestigen Sie die Halterung der Vorrichtung mit einem Gabelschlüssel an der Vorrichtung und prüfen Sie, ob die Innensechskantfläche richtig auf den Kopf der Vorrichtung passt. Das

Gerät wird ohne Spülung installiert, bis das horizontale Loch des Geräts in die Stelle eingedrungen ist. Falls Widerstände auftreten, den Zylinderschlüssel zum endgültigen Festziehen verwenden. Klopfen Sie mit einem Dissektor auf die Halterung und prüfen Sie das Schlaggeräusch. Das deutliche "Ping"-Geräusch ist ein Indikator für die Qualität des Einbaus. Er sollte nicht als einziges Kriterium herangezogen werden. Die Beweglichkeit während der zweiten Phase der Operation ist ein zuverlässiger Test für die Osseointegration.

Die Deckelschrauben werden ausgepackt und in die Titanschüssel gelegt, dann auf die Zylinder in den Titan-Organisator übertragen, die Deckelschraube auf der Vorrichtung positioniert und die Gewinde mit geringer Geschwindigkeit von Hand angezogen. Das endgültige Festziehen der Deckschraube wird normalerweise mit einem kleinen Schraubendreher oder einem Schraubendreher durchgeführt. Spülen Sie die Operationsstelle gründlich mit steriler Kochsalzlösung und entfernen Sie die scharfen Kanten des Knochens, ohne den Mukoperiostlappen zu beschädigen.

Weichteilanpassung und Nahtverfahren: 3/o Nylon-Nahtmaterial mit unterbrochener vertikaler Matratzennaht, um einen primären Verschluss zu erreichen. Die Periostschicht an den bukkalen Seiten wird eingeklemmt, um die Schraube mit Periost zu bedecken

Operation der zweiten Stufe :

Die Verbindung der Abutments mit den Befestigungselementen erfolgt in 2 Phasen[nd]. Nach dem Einsetzen der Vorrichtungen sollte eine Einheilzeit von 3 Monaten im Unterkiefer und 6 Monaten im Oberkiefer eingehalten werden.

Jaw bone	Healing period
Mandible – ideal quality	3 months
Poor quality	4 – 6 months
Max- ideal quality	6 months
Poor quality	8 – 9 month

Nach der Einheilphase wird eine Röntgenaufnahme angefertigt, um die direkte Verankerung des Knochens an der Vorrichtung zu überprüfen. Die Beweglichkeit wird überprüft, um festzustellen, ob eine ausreichende Osseointegration erreicht wurde.

Instrumente aus rostfreiem Stahl :

Stanzklinge: Instrument zur Entfernung von Weichteilgewebe rund um die Halterung. Es besteht aus einer stumpfen Nadel, einem federbelasteten Instrument und einer zylindrischen Klinge.

Die chirurgische Schiene wird positioniert, der Sondierer in der Nähe der wahrscheinlichen Befestigungsstelle platziert und durch das Gewebe eingeführt, um über die befestigte Gingiva Kontakt mit der Verschlussschraube herzustellen.

Gerader chirurgischer Schnitt mit einer chirurgischen Klinge, um alle Deckschrauben freizulegen, wenn es schwierig ist, die Deckschraube mit einem Explorer zu lokalisieren, wird ein Periost-Elevator verwendet, um den Lappen zu spiegeln und alle Deckschrauben freizulegen

Entfernen der Abdeckschraube: Wenn die Abdeckschraube freiliegt, verwenden Sie entweder einen kurzen oder einen langen Schraubendreher, um die Abdeckschraube herauszudrehen, nachdem Sie die Abdeckschraube entfernt haben, verwenden Sie eine Stanzklinge, um überschüssiges Periost zu schneiden und zu entfernen.

Abutment-Verbindung :

Verwenden Sie die Tiefenmesslehre, um die Gewebetiefe zwischen dem Kopf der Vorrichtung und dem Zahnfleischrand zu messen. Abutmentlängen sind in verschiedenen Längen erhältlich: 3,4,5,6,7,8 5 10 mm. Im Oberkiefer sollte das Abutment auf gleicher Länge oder einen mm höher als der Gingivarand gewählt werden.
Im Unterkiefer sollte das gewählte Abutment 1-2 mm höher als der Gingivarand liegen. Das Abutment wird auf den Sechskant der Halterung gesetzt und mit einer kleinen Abutmentklemme gehalten. Nach dem Verbinden der Schnapp-Kupplung mit der Halterung wird das Perkussionsgeräusch auf Klarheit geprüft. Wenn das Geräusch klar ist, ist eine direkte Knochenverankerung vorhanden, wenn das Geräusch dumpf ist, kann dies ein Hinweis auf Weichgewebe sein, das sich zwischen der Schnapp-Kupplung und der Halterung

befindetEinheilung: Einheilkappen werden aufgesetzt. Tetracyclin-Abutment vor dem Einsetzen der chirurgischen Packung auftragen, dann die chirurgische Packung einsetzen. Obwohl nicht routinemäßig verwendet, kann eine Interimsversorgung verwendet werden, die die Verwendung von Einheilkappen ausschließt.

2. SUBPERIOSTALE IMPLANTATE :

Das Implantat ist so konzipiert, dass die Kräfte auf eine möglichst große Fläche verteilt werden.

Teile : Substruktur, die unter dem Weichteilgewebe liegt

   a) Abutment - verbinden Sie das innere und äußere mit dem Abutment.

   b) Peripher - äußerster Stunt auf der bukkalen oder lingualen Seite.

   c) Sekundäre Stents - Kleinere Verbindungsstücke helfen bei der Versteifung und Unterstützung.

Suprastruktur: Die Suprastruktur wird oberhalb des Weichgewebes platziert und verbindet die Pfeilerpfosten über dem Weichgewebe. Vier Pfeilerpfosten ragen im Bereich des ersten Molaren und der Eckzähne beidseitig durch das Weichgewebe. Die Suprastruktur wird über die Pfeilerköpfe in die endgültige Prothese eingebettet und kann zur Mundhygiene entfernt werden.

Indikation :

1) Schwere Resorption des gesamten Alveolarfortsatzes, wenn die Knochenhöhe zwischen 8 und 15 mm liegt.

2) Sehr schmale bukkolinguale Breite - manche Kiefer verbreitern sich auch nach einer umfangreichen Alveolaraugmentation nicht.

3) Schmerzen im Bereich des neuromuskulären Bündels sind ebenfalls eine häufige Beschwerde. Wenn der Unterkiefer atrophiert, befindet sich das neuromuskuläre Bündel in einer höheren Position als der Rest des Kieferkamms.

4) Unfähigkeit zu funktionieren, zu essen, zu sprechen und mangelndes Vertrauen in die Fähigkeit, die Prothese zu halten.

5) Knochendefekte oder Unregelmäßigkeiten, die für wurzelförmige Implantate nicht geeignet sind.

6) Unfähigkeit zur Durchführung oder Weigerung des Patienten, ein umfangreiches

Knochentransplantationsverfahren durchzuführen.

Gegenanzeigen :

1) Knochenhöhe weniger als 8 mm. Diese Fälle erfordern in der Regel eine umfangreiche Knochentransplantation oder eine transossäre Versorgung wie ein transmandibuläres Implantat.
2) Der Patient wünscht eine feste Pause
3) Unzureichende vertikale Dimension für die Aufnahme des Implantats.
4) Systemische Erkrankungen wie schlecht eingestellter Diabetes.

Chirurgische Phase :

Vor Beginn der Inzision sollte die Dicke des Zahnfleischgewebes im Bereich der 1st Molaren und Eckzähne beidseitig erfasst werden. Es wird eine geradlinige Inzision über den Kamm des mandibulären Alveolarkamms durch das Mukoperiostgewebe vorgenommen. Die Inzision erstreckt sich von der retromolaren Region bis hinunter durch das Mukoperiostgewebe.

Sobald diese Landmarken freigelegt sind, werden die Linguallappen von rechts anterior nach links posterior mit schwarzen 3-0-Seidennähten genäht. Die bukkalen Lappen werden lateral und superior an die bukkale Schleimhaut genäht.

Der präoperative Abdrucklöffel wird in Position gebracht, um eine einfache Handhabung unter den Lappen zu gewährleisten und die Beziehung zu den genannten Landmarken zu überprüfen. Der leichte Abdruck wird über den Kieferkamm gespritzt und um die Peripherie der Lappen herum ausgedehnt; der mit schwerem Material gefüllte chirurgische Löffel wird in das Feld eingesetzt. Die Schale wird für die Dauer der Abbindezeit unter Druck gehalten, die je nach verwendetem Material in der Regel 5-7 Minuten beträgt.

Nun wird der zuvor angefertigte chirurgische Aufbiss auf dem knöchernen Kieferkamm positioniert und mit der Maximalprothese okkludiert, wobei mit der zuvor angepassten Zentrikregistrierung geprüft wird, ob das entsprechende Spiel vorhanden ist, so dass etwas Wachs zur Registrierung der genauen anatomischen Position verwendet werden kann. Das Bienenwachs wird dann erwärmt und in die Gewebeoberfläche des chirurgischen

Wachsrandes eingebracht. Anschließend wird der Patient wieder geschlossen, und die Registrierung des chirurgischen Knochenkamms ist abgeschlossen. Diese Position gibt eine genaue ober- und unterkieferzentrische Beziehung zum knöchernen Alveolarkamm vor, so dass der richtige hintere Teil und die Abmessungen des Pfostens bestimmt werden können. Die Nähte, mit denen die Lappen gehalten werden, werden entfernt und die Bereiche werden erneut inspiziert. Die Lappen werden neu positioniert und mit unterbrochenen oder mittleren 3-0 schwarzen Seidennähten genäht.

Der Implantatrahmen mit der Suprastruktur sollte vor dem chirurgischen Einsetzen sterilisiert werden, um ein Umwickeln oder ein Trauma des Gipses zu verhindern.

Operation der zweiten Stufe :

Nach der 1st Phase der Operation werden die Nähte entfernt, da nur eine Woche vergangen ist und das Gewebe mit dem Periost-Elevator leicht zu spiegeln ist. Das Implantat wird mit der Suprastruktur in den Unterkiefer eingesetzt, um das Risiko einer Verformung des Implantats zu verringern. Nach dem Einsetzen wird die Suprastruktur entfernt, und die gesamte Peripherie des Implantats muss auf festen Sitz, Diskrepanzen im Guss und Einschluss von Mukoperiostgewebe überprüft werden. Die Mukoperiostlappen werden neu positioniert und mit 3-0 schwarzer Seide vernäht. 4-6 Wochen postoperativ wird mit der Anfertigung von Vollprothesen begonnen.

3. SUBDERMAL :INTRA MUKOSAL

Schleimhaut-Inserts : Judy und Weiss
Jeder Einsatz hat einen pilzförmigen Kopf mit einer Markierung am Scheitelpunkt. Der Kopf hat abgeschrägte Seiten, um das Einsetzen der Prothese durch eine traumatisch gedehnte Kopfzahnfleischstelle zu ermöglichen. Unter der Mitte des Kopfes befindet sich ein Hals, der sich bis zur Basis des Einsatzes erstreckt. Seine Länge steuert die Tiefe des Einsetzens des Kopfes in das Zahnfleischgewebe. Die Basis fördert den festen Halt des Einsatzes, wenn er in der vorbereiteten Kunststoffaufnahme in der Gewebeoberfläche der Prothese fixiert wird.

Vorteile:

1) Verbessern Sie die Beibehaltung

2) erhöhte Stabilität

3) verhindert Würgereiz:

4) Ästhetik, die die Entfernung des Labialflansches erfordert:

5) Langfristige Erfolgs- bzw. Überlebensraten:.

6) bietet eine kosteneffiziente Dienstleistung, die schnell und vorhersehbar neues Vertrauen und Freude am Umgang mit der eigenen Prothese vermittelt

Armamentarium :

Die retentive Basis, die in die vorbereitete Stelle in der Prothese eingesetzt wird, und die vertikale Komponente, die in die Weichgewebsaufnahme der Mundschleimhaut eindringt. Das Implantat hat eine schützende, weiche Kunststoffhülse, die verhindert, dass der kalt aushärtende Kunststoff in den Hals des Implantats fließt. Für das Einsetzen von Implantaten sind 3 Bohrer vorgesehen.

Rezeptorfräser, Acrylfinishfräser, Gewebepräparationsfräser:

Technik :

In der Regel werden zwei Reihen von Einsätzen in die gewebetragende Oberfläche der Prothese eingearbeitet, eine Reihe auf dem Kamm des Kieferkamms von der Bikuspidalregion nach hinten und die andere am palatinalen Abhang. Die Einsätze sollten in ausreichendem Abstand voneinander platziert werden. So kann kein Gewebe dazwischen stören, und eine gute Mundhygiene kann aufrechterhalten werden.

Die ausgewählten Stellen werden mit einem Markierungsstift markiert. Mit dem Rezeptorfräser werden alle 14 Stellen auf einmal vorbereitet. Die Einsätze sind richtig positioniert, wenn die Basis der Schutzhülse mit der Prothesenbasis bündig ist.

Die Kaltversiegelung wird mit einem feinen, spitzen Pinsel aufgetragen. Sobald der Kunststoff ausgehärtet ist, wird die Schutzhülle an zwei gegenüberliegenden Seiten mit einem scharfen Skalpell eingeschnitten. Die Hülsen werden mit einer Gefäßklemme entfernt. Der Acryl-Trimmfräser wird dann über den Kopf des Einsatzes gestülpt und überschüssiger Grat wird entfernt.

Chirurgisches Verfahren:

Die spitzen Spitzen der Einsätze sind mit einem dokumentenechten Stift markiert.

Der Gaumen wird gründlich getrocknet, die Prothese wird eingesetzt und unter Druck gegen das Gaumengewebe gehalten. Die Position der Einsätze wird direkt in die Mundhöhle übertragen.

Verabreichen Sie LA in der Mitte jeder Markierung. Der Bohrer für die Rezeptorstelle wird in ein normales Winkelstück eingesetzt.

Die Stelle wird mit einer langsamen Rotation des Bohrers vorbereitet, der an den Transfermarkierungen senkrecht zum Gewebe gehalten wird. Das Implantat sollte frei vom Knochen sein, um keine postoperativen Beschwerden zu verursachen. Dann wird die Prothese fest in Position gebracht und 5 Minuten lang zentrisch verschlossen. Nehmen Sie die Prothese heraus und überprüfen Sie die Aufnahmestelle; wenn ein Einsatz nicht richtig sitzt, kann man einen roten, bleichen Gewebebereich sehen, der die Aufnahmestelle in der Mitte solcher Bereiche vorbereitet.

Nachuntersuchung 3 - 5 Tage nach der Operation
Postoperative Röntgenaufnahme, um den Abstand zwischen dem Einsetzkopf und dem darunter liegenden Knochen zu überprüfen. Der Patient sollte die Prothese nach dem Einsetzen 2 - 4 Wochen lang nicht herausnehmen, um ihre Kontur zu erhalten, da sie sonst ihre Form verliert.

KAPITEL 10

ABFORMMATERIALIEN, KONZEPTE UND TECHNIKEN FÜR ZAHNIMPLANTATE

Mit der Entwicklung neuer Instrumente und neuer Techniken wurde die Verfügbarkeit von Abdruckmaterialien besserer Qualität unabdingbar. Heute haben Zahnärzte eine Reihe von Abdruckmaterialien zur Auswahl, die jeweils ihre eigenen Vor- und Nachteile haben. Die richtige Wahl des Abformmaterials hängt von den Anforderungen des prothetischen Falls und anderen Faktoren wie Dimensionsstabilität, Genauigkeit, Elastizität, Verarbeitungszeit, Handhabungseigenschaften und anderen ab.

Abformmaterialien können auf verschiedene Weise klassifiziert werden -

Je nach Einstellung Reaktions-
Unumkehrbar (Chemische Reaktion)
Gips, ZOE, Alginat, nicht wässriges Elastomer
Reversibel (Temperaturänderungen)
Thermoplastische Werkstoffe
Abdruckmasse , Wachs
Nicht-thermoplastische Materialien
Agar

Je nach Elastizität
Elastische Abdruckmaterialien
Alginat , Agar , Nichtwässrige Elastomere
Nicht-elastische Abformmaterialien
Abdruckmasse , Abdruckpflaster ,Zinkoxid-Eugenol ,Wachs

Entsprechend der Viskositäts-
Mukostatische Materialien
Abdruckpflaster , Agar , Alginat

Mukokompressive Materialien

Abdruckmasse

Anforderungen an die Implantatprothetik-

- Dimensionsstabilität - sie ist definiert als die Veränderung der Genauigkeit im Laufe der Zeit und ist ein wichtiger Faktor bei der Auswahl eines Abformmaterials. Ein ideales Abformmaterial hätte eine perfekte Dimensionsstabilität und würde seine Genauigkeit auf unbestimmte Zeit beibehalten. Das Material würde sich nicht in kurzer Zeit verformen und seine Details genau behalten.
- Genauigkeit - Die Genauigkeit des Abdruckmaterials ist ein sehr wichtiger Faktor bei der Auswahl von Abdruckmaterialien. Um die Details von Hart- und Weichgewebe zu erfassen, sollte das Material flüssig sein, wenn es in den Mund des Patienten eingeführt wird. Dies erfordert, dass das Material eine niedrige Viskosität und einen gewissen Grad an Pseudoplastizität aufweist. Dimensionsänderungen, die während der Aushärtung des Materials auftreten, beeinflussen ebenfalls die Genauigkeit des Materials.
- Manipulative Faktoren - Abdruckmaterialien können auf verschiedene Weise dosiert werden. Einige erfordern kein Mischen, während andere das Mischen von Pulver und Wasser, Paste und Flüssigkeit, Paste und Paste erfordern. Wenn die Materialien gemischt werden sollen, werden sie zunächst dosiert und dann gemischt. Die Materialien werden gemischt und härten entweder durch eine chemische Reaktion oder durch Temperaturänderungen aus, die vom Hersteller festgelegt werden können.
- Die größte Genauigkeit wird erreicht, wenn der Abdruck kurz nach der Entnahme gegossen wird.
- Polyether absorbiert Wasser und sollte daher nicht in diesem Medium gelagert werden.
- Additionssilikone sind sehr stabil
- Die größte Dimensionsänderung ist bei Kondensationssilikonen zu beobachten.
- Polysulfide schrumpfen nach 24 Stunden drastisch
- Die geringsten Dimensionsänderungen treten bei Additionssilikonen und

Polyethern auf, so dass diese für den endgültigen Abdruck verwendet werden sollten.

- Eine dauerhafte Verformung des Abformmaterials kann zu befürchten sein, wenn sich der Abdruck bei der Entfernung aus dem hinterschnittenen Bereich der indirekten Abdruckkappe verformt.
- 60 % der Verformung treten auf, wenn der Elastomerabdruck aus einem Unterschnitt von 1 mm Höhe und Tiefe entfernt wird.
- Eine dauerhafte Verformung oder ungenaue Platzierung der indirekten Abdruckkappe in der Abformung kann durch die Verwendung einer direkten Abdruckkappe für die endgültige Abformung vermieden werden.

Abdruckverfahren für zahnlose Patienten
- Entfernen Sie die Heilkappen mit dem Innensechskantschraubendreher.
- Spülen Sie die Ablagerungen ab und reinigen Sie den Bereich um das Widerlager.
- Setzen Sie die konischen Abformkappen mit dem Schraubendreher mit Reibschluss ein. Wählen Sie einen Abformlöffel in der Größe, die normalerweise für natürliche Zähne verwendet wird.
- Die zahnlosen Schaftlöffel bieten keinen Platz für Abformkappen.
- Alginatabdruck herstellen
- Prüfen Sie den Abdruck auf genaue Reproduktion der Abdruckkappen und spülen Sie den Speichel vom Abdruck ab
- Verbinden Sie die Abutment-Replikate mit den einzelnen konischen Abformkappen
- Jede nachgebildete Kappeneinheit in den Abdruck einsetzen
- Gießen Sie den Abdruck mit sanfter Vibration aus.
- Wiederherstellung des Gipses und Entfernung der Abdruckkappen
- Fertiger diagnostischer Abdruck
- Verbinden Sie die quadratischen Abdruckkappen mit den mittellangen oder langen Führungsstiften
- Blocken Sie die Abdruckkappen mit zwei Schichten Basisplattenwachs aus.

- Achten Sie darauf, dass die Köpfe der Führungsstifte frei liegen.
- Schmieren Sie den Guss und passen Sie das Harz der Schale an den Guss an.
- Fertigen Sie ein individuelles Tray mit vollem Bogen an und lassen Sie die Köpfe der Führungsstifte frei.
- Vergrößern Sie die Zugangslöcher für die Führungsstifte auf einen Durchmesser von etwa 5,0 mm.
- Fertigen Sie die Ränder des Tabletts an.
- Entfernen Sie die Einheilkappen und verbinden Sie die quadratische Abformkappe mit mittleren Führungsstiften.
- Versuchen Sie es im Tray, um intraoral zu überprüfen.
- Spritzen Sie Abformmaterial um jede Abformkappe und das umgebende Gewebe.
- Füllen Sie den Abformlöffel mit dem restlichen Abformmaterial.
- Setzen Sie den Löffel intraoral ein und wischen Sie überschüssiges Abformmaterial ab, um die Führungsstifte freizulegen.
- Prüfen Sie die Abformung auf Genauigkeit und kontrollieren Sie, ob sich Abformmaterial zwischen Abformkappen und Abutmentzylindern befindet.
- Verbinden Sie die Abutment-Replikate mit jeder Abformkappe
- Die Abformung abwulsten und eine "two pour"-Technik anwenden
- Nach Abschluss des zweiten Gusses und nachdem der Stein ausgehärtet ist, schrauben Sie die Führungsstifte heraus.
- Trennen Sie den Abdruck vom Abdruck
- Trimmen und Fertigstellen des Urmodells.

Verweise

OKKLUSION BEI IMPLANTATEN

Die Entwicklung einer angemessenen Okklusion spielt eine entscheidende Rolle für den Erfolg sowohl des Implantats als auch der darauf befestigten Prothese. Die

Okklusion ist für die Langlebigkeit des Implantats von entscheidender Bedeutung, da die Befestigung des Implantats an der Titanoberfläche von Natur aus fest ist. Im natürlichen Gebiss ist das parodontale Ligament in der Lage, Spannungen zu absorbieren oder Zahnbewegungen zuzulassen, aber die Knochen-Implantat-Grenze ist offenbar nicht in der Lage, Bewegungen des Implantats zuzulassen. Jegliche Belastung durch die Okklusion muss vollständig von der Schnittstelle getragen werden. Übersteigt die Okklusionskraft die Fähigkeit der Schnittstelle, Belastungen zu absorbieren, versagt das Implantat.

Aufgrund der besonderen Bedingungen, die Implantate mit sich bringen, ist es wichtig, eine Okklusion zu verstehen und zu entwickeln, die sowohl die Knochenschnittstelle des Implantats als auch die Prothese minimal belastet.

Speziell die Okklusion muss unter drei Gesichtspunkten betrachtet werden: *okklusale Determinanten,* okklusales Design und Materialien sowie *okklusale Kräfte* und deren *Übertragung* auf das Stützgewebe.

ANATOMISCHE ÜBERLEGUNGEN

I. Bogenform :

Sie beschreibt die Konfiguration des Zahnbogens von der Okklusionsseite aus gesehen. Es handelt sich um die geometrische Form des Zahnbogens. Die Unterschiede in der Zahnbogenform, die von quadratisch bis V-förmig reichen, wirken sich auf die Positionen aus, in denen die Implantate gesetzt werden können. Die sich daraus ergebende Okklusion wird von der gegenüberliegenden Zahnbogenform beeinflusst. Im Seitenzahnbereich kann eine Diskrepanz zwischen dem Ober- und dem Unterkieferkamm die Formulierung einer idealen Okklusion verhindern, und es kann sein, dass eine Art Kreuzbiss-Okklusion entwickelt werden muss.

II. Abstand zwischen den Bögen und Kieferrelation :

Der Abstand zwischen den Bögen oder zwischen den Kämmen kann die Entwicklung eines akzeptablen okklusalen Schemas verhindern. Eine Verkleinerung des verfügbaren Raums kann die Art der verwendeten Zahnform beeinflussen. Die Zahnform bestimmt also die Art der entwickelten Okklusion. Eine Vergrößerung des Zahnzwischenraums erfordert wegen der daraus resultierenden größeren Länge des Hebelarms eine besondere Beachtung der auf die Implantate wirkenden Seitenkräfte. *Die Bedeutung, die dem Kronen-Wurzel-Verhältnis natürlicher Zähne beigemessen wurde, kann bei der Projektion eines Implantat-Kronen-Verhältnisses ebenso wichtig sein.* Bei dem Versuch, die Seitenkräfte auf

Implantate zu reduzieren, müssen Änderungen am Okklusionsschema vorgenommen werden. Die Beibehaltung des korrekten Abstands zwischen den Zähnen bei der Festlegung der vertikalen Dimension der Okklusion und die Berücksichtigung einer eindeutigen Ruheposition sind von wesentlicher Bedeutung.

III. Weichteilbefestigungen :

Die Gesundheit des Weichgewebes wird durch das entwickelte Okklusionsschema beeinflusst. Die Erhaltung des Weichgewebes um die Stützstrukturen einer Prothese nimmt seit jeher eine zentrale Stellung bei den restaurativen Verfahren ein. Die Entwicklung einer Okklusion, die für die Weichgewebe nicht traumatisch ist, erfolgt durch die Gestaltung einer Okklusionsform, die die Belastung der Implantate reduziert, durch geeignete Konturen ergänzt wird, um eine Traumatisierung der umgebenden Weichgewebe zu vermeiden, und offene Scharten gewährleistet, um die Pflege der Weichgewebe durch den Patienten zu erleichtern, während gleichzeitig strenge ästhetische Anforderungen eingehalten werden.

IV. Ausrichtung der Okklusionsebene :

Bei Patienten mit Implantaten beeinflussen jedoch das Ausmaß der Resorption der Restkieferkämme, die Lage des für die Implantation verfügbaren Knochens sowie ästhetische und biomechanische Überlegungen die Entwicklung einer akzeptablen Okklusionsebene.

Es sollte immer bedacht werden, dass der Kiefer, in dem Implantate eingesetzt werden, in der Regel der dominante Kiefer ist. Die Okklusionsebene muss entwickelt werden, um dies zu berücksichtigen, wenn der gegenüberliegende Bogen eine implantatgetragene Prothese erhalten hat.

V. Unterkieferbewegungen :

Von der Norm abweichende Bewegungen des Unterkiefers beeinflussen auch die Entwicklung der Okklusionsebene. Je nach den individuellen Bedürfnissen des Patienten, dem vorhandenen Zahnzustand und den erhaltenen Unterlagen kann die **Gruppenfunktion oder die Höckerdisposition** verwendet werden, um das Ziel der lateralen Kraftableitung zu erreichen

VI. Kondylarer Führungswinkel und inzisaler Führungswinkel :

Unabhängig davon, welche okklusale Philosophie verfolgt wird, sollte der Kondylenwinkel aufgezeichnet werden, damit die entwickelte Okklusion mit den Winkeln in Einklang steht. Die Inzisalführung, die vom Behandler kontrolliert wird, spielt eine Schlüsselrolle bei der korrekten Platzierung des Frontzahns. Höckerhöhe, Höckerabwinkelung und Ausgleichskurven werden von diesen Determinanten beeinflusst und wirken sich auf das ästhetische Endergebnis aus.

VII. **Phonetik:** Die Position der Zähne und die Kontur des Gaumens stehen im Zusammenhang mit der nicht-intrusiven Platzierung der Implantate in korrekter Artikulation mit der Zunge, die diese Strukturen korrekt kontaktieren muss, um eine angenehme Sprache zu erreichen. Variationen in der Artikulation, die zur Erzeugung bestimmter Laute erforderlich sind, sollten bei der Entwicklung des Okklusionsschemas berücksichtigt werden.

VIII. **Okklusionsschemata :**

Das Ziel eines Okklusionsschemas ist es, die auf den Implantatkörper übertragene okklusale Belastung innerhalb der physiologischen Grenzen des Patienten zu halten. Der Implantologe kann diese Kräfte abbauen, indem er die richtige *Implantatgröße, -anzahl und -position* auswählt, *spannungsentlastende Elemente verwendet, die Knochendichte durch progressive Belastung erhöht und das geeignete Okklusionsschema auswählt.* Zu den akzeptierten idealen Okklusionsschemata gehören die **ausgewogene Okklusion, die gegenseitig geschützte Okklusion** und die Gruppenfunktionsokklusion.

OKKLUSION FÜR OSSEOINTEGRIERTE PROTHESEN :
Ziele:
1) Direkte Kräfte in der Längsachse des Implantats.
2) Minimieren Sie die seitlichen Kräfte auf das Implantat.
3) Legen Sie die Seitenkräfte, wenn nötig, so weit anterior wie möglich in den Bogen.
4) Wenn es nicht möglich ist, die Seitenkräfte anterior zu minimieren oder zu verstärken, sollten sie auf so viele Zähne und Implantate wie möglich verteilt werden.

OKKLUSIONSSCHEMATA:
<u>GEGENSEITIG GESCHÜTZTE OKKLUSION :</u>
Nach **GPT-7 ist es definiert** als *ein Okklusionsschema, bei dem die Seitenzähne einen übermäßigen Kontakt der Frontzähne bei maximaler Interkuspation verhindern und die Frontzähne die Seitenzähne bei allen übermäßigen Bewegungen des Unterkiefers aus dem Eingriff nehmen.*

Dieses Okklusionsschema wurde von **Stuart und Stallard (1960) auf der Grundlage der Arbeiten von D'Amico** befürwortet. Die anteriore Führung ist entscheidend für den Erfolg dieses Okklusionsschemas.

Die Merkmale von MPO sind
5) Gleichmäßiger Kontakt aller Zähne um den Bogen herum, wenn der Unterkieferkondylenfortsatz in seiner höchsten Position steht.
6) Stabile Seitenzahnkontakte mit vertikal gerichteten resultierenden Kräften
7) CR, die mit der maximalen Interkuspation zusammenfällt
8) Keine Kontakte der Seitenzähne bei lateralen oder protrusiven Bewegungen.

Bei maximaler Interkuspation schützen die posterioren Zähne die anterioren Zähne. Bei protrusiven Bewegungen schützen die Frontzähne die Seitenzähne und bei lateralen Bewegungen schützt der Eckzahn die Seitenzähne. *Diese Art der Okklusion kann bei vollständig im Knochen verankerten Prothesen und freistehenden FPD im Seitenzahnbereich verwendet werden, die von osseointegrierten Implantaten getragen werden.*

Die exzentrischen Bewegungen des Unterkiefers wurden von den Eckzähnen gesteuert, außer bei protrusiven Bewegungen, so dass der Eckzahn ein Schlüsselelement der Okklusion ist. Anatomische Beweise, die den Eckzahn als Schlüssel unterstützen, sind das **gute C-R-Verhältnis, die Menge an kompaktem Knochen, die den Zahn umgibt, und die Lage des Kiefergelenks,** wodurch er weniger Stress ausgesetzt ist.

Der Begriff "Mutually Protected Occlusion" wurde *__1961 von Stallard und Stuart__* in *__"ORGANIC OCCLUSION"__* geändert. Bei der organischen Okklusion sind CR-Position und MI deckungsgleich. Jeder funktionelle Höcker berührt die okklusale Fossa an 3 Punkten, während die Frontzähne um 25 μ disokkludieren. Bei der Protrusionsbewegung führen die 4 oberen Schneidezähne den Unterkiefer und disokkludieren die Seitenzähne.

LINGUALISIERTE OKKLUSION :

Es wurde von **GYSI** befürwortet, weil es die Kaukräfte vertikal auf den Kieferkamm lenken kann. Das okklusale Schema basiert auf der Verwendung des maxillären lingualen Höckers als Stempelhöcker, der mit einer flachen mandibulären zentralen Fossa okkludiert. Zu keinem Zeitpunkt kommt es zu einem Kontakt zwischen dem maxillären bukkalen Höcker und dem mandibulären lingualen Höcker. Dies führt zu einer Art Mörtel-Stift-Okklusion.

Vorteile:
1) Die Mörser- und Stößelform der Interdigitation ermöglicht ein effektives Kauen der Nahrung. Die steile Neigung der Oberkieferhöcker verringert die Notwendigkeit einer ungünstigen horizontalen Bewegung beim Kauen.
2) Durch den Wegfall der Höckerspitzenfunktion des Unterkiefers wird das Potenzial

für laterale Interferenzen bei Exkursionsbewegungen eliminiert.

3) Ein kürzerer bukkaler Oberkieferhöcker eliminiert die Störung der Exkursionsbewegung.

4) Die begrenzte Anzahl der okklusalen Kontakte an jedem Zahn erleichtert die Aufgabe, eine gleichmäßige Kraftverteilung zu erreichen.

Benachteiligungen :

1) Die lingualisierte Okklusion hat ein weniger natürliches Aussehen als die Höcker-Fossa-Okklusion.

2) Es besteht die Möglichkeit, dass sich die Kauleistung verringert.

BEIDSEITIG AUSGEGLICHENE ARTIKULATION :

Sie ist definiert als *der bilaterale, gleichzeitige, anteriore und posteriore okklusale Kontakt der Zähne in zentrischer und exzentrischer Position.*

Bei der balancierten Artikulation sind alle Zähne bei maximaler Interkuspation und bei exzentrischen Bewegungen in Kontakt. Sie wird auch als vollständig balancierte oder bilateral balancierte Okklusion bezeichnet. Sie ist ideal für Totalprothesen, wird aber auch häufig bei osseointegrierten prothetischen Behandlungen verwendet.

Die Anwendung der B.B.A.-Grundsätze auf das natürliche Gebiss und die FPD erwies sich als äußerst schwierig, selbst mit viel Liebe zum Detail und hoch entwickelten Artikulatoren.

Außerdem ergab sich eine hohe Ausfallquote,

- *Eine erhöhte Rate an okklusalen Abnutzungen.*
- *Verstärkter parodontaler Abbau*
- *Neuromuskuläre Störung*

Die Kaubewegungen für B.A. basieren auf der Theorie, dass die Kräfte nicht vertikal, sondern horizontal erzeugt werden. Kaubewegungen erzeugen schädliche Seitenkräfte auf die Zähne, die aus parodontaler Sicht nachteilig sind. Um die Seitenkräfte zu reduzieren, sollten sie breit verteilt werden, um die Kräfte physiologisch zu begrenzen. Aus diesen Gründen ist eine maximale Kontaktfläche bei der Interkuspation und allen exzentrischen Bewegungen erforderlich.

Bei maximaler Interkuspation und exzentrischen Bewegungen des Unterkiefers berühren sich alle Zähne in BA. Dieses Okklusionsschema trägt dazu bei, die Seitenkräfte während des Kauens auf alle Zähne und Kondylen zu verteilen. Es ist sowohl zahnübergreifend als auch bogenübergreifend ausgeglichen. Es kann für Deckprothesen verwendet werden, die von osseointegrierten Implantaten getragen werden.

GRUPPE FUNKTIONALE OKKLUSION :

Sie ist definiert *als mehrfache Kontaktbeziehungen zwischen Ober- und Unterkieferzähnen bei seitlichen Bewegungen auf der Arbeitsseite, wobei der gleichzeitige Kontakt mehrerer Zähne als Gruppe zur Verteilung der Okklusionskräfte dient.*

SHCHUYLER (1929) führte die Grundlagen der Gruppenfunktionsokklusion ein. Diese Art der Okklusion tritt auf, wenn sich nicht alle Kieferkämme der Zähne der Arbeitsseite berühren. Bei diesem Typus kommt es zu einem übermäßigen Kontakt zwischen allen gegenüberliegenden Seitenzähnen nur auf der laterotrusiven (arbeitenden) Seite. Auf der mediotrusiven (nicht arbeitenden) Seite findet kein Kontakt statt, bis der Unterkiefer die zentrische Relation erreicht hat.

Bei dieser okklusalen Anordnung wird die Belastung auf die parodontale Abstützung aller Seitenzähne auf der Arbeitsseite verteilt. Die Seitenzähne auf der Nicht-Arbeitsseite berühren sich bei einer exzessiven Bewegung nicht. Bei der Protrusionsbewegung kommt es zu keinem Seitenzahnkontakt.

LONG CENTRIC :

Das Konzept, das eine gewisse Bewegungsfreiheit in anteriorer und posteriorer Richtung zulässt, wird als langzentrisch bezeichnet.

Schuyler hielt es für wichtig, dass die Seitenzähne einen harmonischen Gleitkontakt haben, wenn sich der Unterkiefer aus der zentrischen Relation nach vorne bewegt, um den Kontakt zu den Frontzähnen herzustellen.

Lange Zentrik bedeutet **0,5-0,75 μm Freiraum** zwischen maximaler Interkuspation und CR-Position ohne Veränderung der vertikalen Dimension der Okklusion. Diese Art der Okklusion schafft eine unsichere Stabilität beim anteroposterioren Gleiten. Aber bei der Lastverteilung auf der Arbeitsseite trägt der Backenzahn eine größere Last und nicht alle Zähne teilen sich die gleiche Menge an Last.

Einige **Merkmale** dieser Art von Okklusion sind:

1) Die Zähne sollten entlang der Zahnlängsachse belastet werden.

2) Die Gesamtbelastung sollte bei seitlichen Bewegungen auf das Zahnsegment verteilt werden.

3) Es sollte ein angemessener interokklusaler Abstand eingehalten werden.

4) Zahnkontakte in seitlicher Bewegung ohne Interferenz

Zu den Merkmalen der Gruppenfunktion Okklusion gehören:

1) Die Theorie der langen Zentrierung

2) Das Konzept, dass sich alle Zähne der Arbeitsseite bei seitlichen Bewegungen den

seitlichen Druck teilen.

3) Das Konzept der nicht arbeitenden Seitenzähne, die bei seitlichen Bewegungen keinen Kontakt haben.

IMPLANTAT-SCHUTZ-OKKLUSION (IPO):

Dieses Konzept wurde früher als **"medial positionierte lingualisierte Okklusion"** vorgestellt und von *MISCH* entwickelt. Dieses Konzept bezieht sich auf eine Okklusionsebene, die oft einzigartig ist und speziell für die Versorgung von enossalen Implantaten entwickelt wurde und eine Umgebung für eine verbesserte klinische Langlebigkeit sowohl des Implantats als auch der Prothese bietet.

Es gibt 4 Hauptfaktoren für die I.P.O. sie sind

a) *Breite des Okklusaltisches*
b) *Kronenkontur je nach Art des Knochens*
c) *Einfluss der Oberfläche*
d) *Konstruktion des schwächsten Bogens*

Breite des Okklusaltisches :

Ein breiter Okklusionstisch begünstigt Offset-Kontakte während des Kauens oder der Parafunktion. Breitere wurzelförmige Implantate können ein breiteres Spektrum an vertikalen okklusalen Kontakten zulassen, während sie bei Offset-Belastungen immer noch geringere Kräfte an der per-mukosalen Stelle übertragen. Daher steht in IPO *die Breite des Okklusionstisches in direktem Zusammenhang mit der Breite des Implantatkörpers*. Je breiter der Okklusionstisch, desto größer die Kraft, die das biologische System entwickelt, um den Nahrungsbolus zu durchdringen. Restaurationen, die der okklusalen Anatomie der natürlichen Zähne nachempfunden sind, führen häufig zu Fehlbelastungen, komplizierter häuslicher Pflege und einem erhöhten Risiko von Keramikbrüchen. Daher sollte in nicht-ästhetischen Bereichen des Mundes der Okklusionstisch im Vergleich zu den natürlichen Zähnen in der Breite reduziert werden.

Die Kontur der Krone hängt von der Art des Knochens ab:

Nach dem Verlust der Oberkieferzähne nimmt die Breite des zahnlosen Kammes im Laufe der Entwicklung in medialer Richtung ab. Die permukosale Implantatstelle im Oberkieferseitenzahnbereich kann lingual zu den gegenüberliegenden natürlichen Unterkieferzähnen liegen. Das Oberkiefer-Seitenzahnimplantat wird am häufigsten unter der zentralen Fossaregion der natürlichen Zähne im Knochen der Abteilung A positioniert.

Ein Oberkieferimplantat, das einem natürlichen Unterkiefermolaren gegenübersteht, kann den unteren bukkalen Höcker als primären Kontakt mit der zentralen Fossa der Oberkieferimplantatkrone haben. Der linguale Aspekt der Oberkiefer-Implantatkrone ist häufig in Höhe und Breite reduziert, wenn sich das Implantat unter der zentralen Fossa des Oberkiefers befindet, um die lingualen Offset-Belastungen im Seitenzahnbereich zu verringern.

Der primäre Kontakt für die Okklusion eines Unterkieferimplantats im Knochen der Abteilung B, das einem natürlichen Oberkieferseitenzahn gegenübersteht, ist der linguale Höcker des Oberkieferseitenzahns. Die linguale Höckerspitze des Oberkiefers wird modifiziert, um den Implantatkörper stärker axial zu belasten. Der bukkale Höcker der Unterkiefer-Implantatkrone befindet sich über dem medialeren Implantatkörper der Division B, um den Okklusionstisch drastisch zu reduzieren.

Das medial positionierte Unterkieferimplantat der Abteilung B kann sogar eine einzelne Höckerkrone direkt über dem Implantatkörper erfordern.

Zusammenfassend lässt sich sagen, dass der Implantatkörper in axialer Richtung belastet werden sollte. Bei einer Teilung des Oberkieferkamms kann das Implantat unter die zentrale Fossaregion der natürlichen Zähne gesetzt werden. Infolgedessen ist der bukkale Höcker der natürlichen Zähne im Unterkieferbogen der dominante okkludierende Höcker. Die palatinale Kontur der Implantatkrone im Oberkieferseitenzahnbereich wird reduziert, um Offset-Belastungen zu eliminieren.

Die Position des bukkalen Höckers sollte der des ursprünglichen Zahns ähnlich bleiben, um eine angemessene Ästhetik zu gewährleisten, und sollte in der zentrischen Relation und bei allen mandibulären Exkursionen außerhalb der Okklusion bleiben. Wenn der Kieferkamm weiter resorbiert wird und sich in die Bereiche B, C oder D entwickelt, wird der maxilläre palatinale Höcker zum primären Kontaktbereich, der direkt über dem Implantatkörper liegt.

Daher unterscheiden sich die okklusalen Kontakte von denen eines natürlichen Zahns und können sogar medialer liegen als die natürlichen palatinalen Höcker, wenn das Implantat in Knochen der Abteilung C oder D eingesetzt wird.

Einfluss der Oberfläche :

Wenn Implantate mit geringerer Oberfläche einer abgewinkelten oder erhöhten Belastung ausgesetzt sind, können die erhöhten Spannungs- und Dehnungswerte in den Grenzflächengeweben minimiert werden, indem ein zusätzliches Implantat in der betreffenden Region eingesetzt wird, wodurch einige der Komplikationen verringert werden.

Wurzelimplantate mit breiterem Durchmesser haben eine größere Fläche für den Knochenkontakt am Kieferkamm als schmale Implantate. Infolgedessen ist die mechanische Belastung am Kieferkamm bei einer gegebenen okklusalen Belastung bei breiteren Implantaten geringer als bei schmalen.

Konstruktion des schwächsten Bogens :

Jede komplexe technische Struktur wird in der Regel an ihrem "schwächsten Glied" scheitern, und Zahnimplantate bilden da keine Ausnahme. Daher sollten alle Entscheidungen zur Behandlungsplanung für IPO auf einer sorgfältigen Abwägung folgender Punkte beruhen

1) *Identifizierung des schwächsten Glieds in der Gesamtsanierung*
2) *Erarbeitung von okklusalen und prothetischen Plänen zum Schutz dieser Strukturkomponente.*

Das okklusale Konzept der "schwächeren Komponente" gilt auch für die meisten Implantatrekonstruktionen im Oberkiefer-Frontzahnbereich. Die implantatversorgte Oberkieferfront ist häufig der schwächste Teil aller anderen rekonstruierten oder natürlichen Zahnregionen im Mund.

Zu den Methoden zur Verringerung der Kräfte auf Oberkiefer-Frontzahnimplantate, die einem festsitzenden Gebiss oder Zahnersatz gegenüberstehen, gehören exkursive Kräfte, die auf mindestens zwei geschiente Implantate verteilt werden.

OKKLUSALE MATERIALIEN :

Die für die Kaufläche des Zahnersatzes gewählten Materialien beeinflussen die Kraftübertragung und die Aufrechterhaltung der okklusalen Kontakte. Okklusale Materialien können nach Ästhetik, Stoßkraft, statischer Belastung, Kaueffizienz, Frakturverschleiß, Platzbedarf zwischen den Kiefern und Genauigkeit der Abgüsse beurteilt werden. Die drei häufigsten Gruppen von Okklusionsmaterialien sind Porzellan, Kunststoff und Metall.

	Porcelain	Gold	Resin
1) Esthetics	+	-	+
2) Impact force	-	+	+
3) Static load	±	±	±
4) Chewing efficiency	+	+	-
5) Fracture	-	+	-
6) Wear	+	+	-
7) Interach space	-	+	-
8) Accuracy	-	+	-

Skalak erklärte: *"Eine steife Prothese ist einer flexiblen Prothese in der*

Suprastruktur vorzuziehen, die von osseointegrierten Implantaten getragen wird und die Lasten effektiver auf die Stützpfeiler verteilt. Die Verwendung eines stoßdämpfenden Materials, z. B. Acrylharz in Form von künstlichen Zähnen auf der Oberfläche der Prothese, kann einen angemessenen Stoßschutz für die steife und enge Verbindung eines osseointegrierten Implantats mit dem Stützknochen bieten.

Um solche Kraftspitzen zu reduzieren, sollte die Energie durch eine Schicht aus weicherem Material, die in den Weg der Kraftübertragung gelegt wird, zerstreut werden. Harz, in Form von Kunststoff

Zähne, hat einen viel geringeren Elastizitätsmodul als Metalle und bietet eine innere Dämpfung zur Reduzierung der Aufprallkräfte # KAPITEL 11

PERIIMPLANTITIS

Pathologische Veränderungen in den Geweben, die mit einem Zahnimplantat in Berührung kommen, fallen unter die Definition der periimplantären Pathologie.

Die Entwicklung eines entzündlichen Prozesses, der auf das periimplantäre Weichgewebe beschränkt ist, kann als periimplantäre Mukositis definiert werden.

Der fortschreitende periimplantäre Knochenverlust, der mit einer entzündlichen Pathologie des Weichgewebes einhergeht, wird als Periimplantitis bezeichnet.

Der Abbau von periimplantärem Gewebe kann sowohl durch mikrobielle Einwirkungen als auch durch biomechanische und okklusale Überbelastung verursacht werden.

NORMALE PERIIMPLANTÄRE SCHLEIMHAUT

Die Schleimhautgewebe um intraossäre Implantate bilden ein fest haftendes Band, das aus einer dichten kollagenen Lamina propria besteht, die von einem geschichteten Plattenepithel bedeckt ist. Der Übergang zwischen Implantat und Epithel ist analog zum funktionellen Epithel um natürliche Zähne, da die Epithelzellen über Hemidesmosomen und eine Basallamina am Titanimplantat haften.

Die histologische Untersuchung der Schnitte ergab, dass die beiden Weichgewebeeinheiten, die Gingiva und die periimplantäre Schleimhaut, mehrere gemeinsame Merkmale aufweisen. Das orale Epithel der Gingiva ist gut keratinisiert und geht in ein glattes Junktionalepithel über, das der Zahnkrone zugewandt ist und an der Zement-Schmelz-Grenze endet (Pfeil). Das supra-alveoläre Bindegewebe ist etwa 1mm(Pfeil) hoch und das parodontale Ligament etwa 0,2-0,3 mm breit. Die Hauptfasern

erstrecken sich fächerförmig vom Wurzelzement in das Weich- und Hartgewebe des marginalen Parodontiums.

Die äußere Oberfläche der periimplantären Schleimhaut ist ebenfalls von einem gut keratinisierten oralen Epithel bedeckt, das im Randbereich (Pfeil) an ein Barriere-Epithel anschließt, das dem Aufbau des Implantats zugewandt ist. Das Barriereepithel ist nur wenige Zellschichten dick und endet etwa 2 mm apikal des Weichgeweberandes. In einer etwa 1-1,5 mm hohen Zone zwischen der apikalen Ebene des Barriereepithels und dem Alveolarkamm scheint das Bindegewebe in direktem Kontakt mit der TiO_2 Schicht des Implantats zu stehen. Die Kollagenfasern haben ihren Ursprung im Periost des Knochenkamms und erstrecken sich zum Rand des Weichgewebes hin parallel zur Oberfläche der Schnapp-Kupplung.

Die Kollagenfasern sind nicht befestigt und verlaufen parallel zur Implantatoberfläche, was auf das Fehlen von Zement zurückzuführen ist. Dies ist ein wichtiger Unterschied zwischen periimplantären und parodontalen Geweben. Einige Berichte deuten jedoch darauf hin, dass mikroskopische Unregelmäßigkeiten und Porositäten, wie sie auf plasmagespritzten Titanoberflächen zu finden sind, das Auftreten von senkrecht zur Implantatoberfläche ausgerichteten Fasern begünstigen können.

Periimplantäre Mukositis ist ein Begriff, der reversible Entzündungsreaktionen in der Schleimhaut in der Nähe eines Implantats beschreibt. Bei der Läsion in der periimplantären Schleimhaut wurde der Gewebeabbau, der während der dreimonatigen Plaque-Exposition stattfand, nicht vollständig durch reparative Vorgänge wiederhergestellt.

Periimplantitis ist definiert als ein entzündlicher Prozess, der das Gewebe um ein osseointegriertes Implantat in seiner Funktion beeinträchtigt und zu einem Verlust des stützenden Knochens führt.

MIKROBIOLOGISCHE BEFUNDE BEI PERIIMPLANTITIS:-

Die bakterielle Flora wird mit Parodontitis und Periimplantitis in Verbindung gebracht. Es hat sich gezeigt, dass es sich bei den mit Parodontalerkrankungen assoziierten Erregern um eine gramnegative, schwarz pigmentierte anaerobe Flora handelt. Fehlgeschlagene Implantate waren klinisch durch erhöhte Mobilität und periimplantäre Röntgenstrahlen sowie Sondierungstiefen von mehr als 6 mm gekennzeichnet, die mit der Parodontalpathogenese in Verbindung gebracht wurden, einschließlich Actinobacillus actinomycetemcomitans und Prevotella intermedia.

ÄTIOLOGISCHE FAKTOREN

Zwei primäre ätiologische Faktoren werden heute als ursächlich für den periimplantären marginalen Knochenverlust anerkannt:

> Bakterielle Infektion

> Biomechanische Überlastung

> Biomechanische Überlastung

Knochenverlust an der koronalen Seite von Implantaten kann zu biomechanischer Überlastung und den daraus resultierenden Mikrofrakturen an der koronalen Seite der Implantat-Knochen-Schnittstelle führen. Der Verlust der Osseointegration in dieser Region führt zu einem apikalen Abwärtswachstum von Epithel und Bindegewebe. Die Geschwindigkeit und das Ausmaß des Verlusts des Implantat-Knochen-Kontakts hängen von der Häufigkeit und dem Ausmaß der okklusalen Belastung sowie von der überlagerten bakteriellen Invasion ab.

BAKTERIELLE INFEKTIONEN

Die meisten Autoren sind davon ausgegangen, dass periimplantäre Erkrankungen (Mukositis, Periimplantitis) insofern mit parodontalen Erkrankungen vergleichbar sind, als sie in erster Linie durch Plaque verursacht werden. Wenn sich Plaque auf der Implantatoberfläche ansammelt, wird das subepitheliale Bindegewebe von einer großen Anzahl von Entzündungszellen infiltriert, und das Epithel erscheint ulzeriert und locker haftend. Wenn die Plaquefront weiter nach apikal wandert, sind die klinischen und röntgenologischen Anzeichen einer Gewebezerstörung sowohl um die Implantate als auch um die Zähne zu sehen. Allerdings sind die Größe der entzündlichen Weichgewebeläsion und der Knochenverlust um die Implantate größer.

Zusätzliche mögliche ursächliche und verändernde Faktoren

Neben einer bakteriellen Infektion und einer übermäßigen biomechanischen Belastung wurden auch andere ätiologische und modifizierende Kofaktoren als potenzielle Auslöser einer periimplantären Erkrankung in Betracht gezogen.

> Implantatform und Implantatoberfläche

> Periimplantäres Weichteilattachment

KLASSIFIZIERUNG -

> Periimplantitis - Klasse 1

Leichter horizontaler Knochenverlust mit minimalen periimplantären Defekten

> Periimplantitis - Klasse 2

Mäßiger horizontaler Knochenverlust mit isolierten vertikalen Defekten

> Periimplantitis - Klasse 3

Mäßiger bis fortgeschrittener horizontaler Knochenverlust mit breiten, kreisförmigen Knochendefekten.

> Periimplantitis - Klasse 4

Fortgeschrittener horizontaler Knochenverlust mit breiten, umlaufenden vertikalen Defekten sowie Verlust der oralen und/oder vestibulären Knochenwand

DIAGNOSE DES ZUSAMMENBRUCHS VON IMPLANTATGEWEBE:-

Um ein gefährdetes Implantatbett zu diagnostizieren, wurden

Weichgewebemessungen mit manuellen oder automatischen Sonden vorgeschlagen. Eine Sonde mit einem Spitzendurchmesser von 0,5 mm wurde mit einer standardisierten Kraft von 0,5 N in die bukkale "Tasche" eingeführt. Die Sondierungstiefe war deutlich tiefer als an der Zahnstelle, nämlich 2,0 mm. Die Sondenspitze wurde durchgängig tief im Bindegewebe/Abutment-Interface und apikal des Barriere-Epithels positioniert. Der Abstand zwischen der Sondenspitze und dem Knochenkamm an den Zahnstellen betrug etwa 1,2 mm. Der entsprechende Abstand an der Implantatstelle betrug 0,2 mm.

Das bedeutet, dass die Sonde an den Implantatstellen fast mit dem Knochenkamm in Kontakt kam. Aus diesen Beobachtungen lässt sich schließen, dass das Attachment zwischen der Implantatoberfläche und der Schleimhaut schwächer war als das entsprechende Attachment zwischen Zahn und Gingiva, und es ist Vorsicht geboten, wenn Daten aus Sondierungstiefenmessungen von Zahn- und Implantatstellen verglichen werden.

MANAGEMENT

Abhängig von der Ätiologie des Problems wird eine spezifische Behandlung gewählt. Wenn biomechanische Kräfte als Hauptursache für den periimplantären Knochenverlust angesehen werden, wird die Behandlung in zwei Phasen durchgeführt.

Die erste Phase umfasst eine Analyse der Passform der Prothese, der Anzahl und Position der Implantate sowie eine okklusale Beurteilung. Änderungen des Prothesendesigns sowie eine Verbesserung der Anzahl und Position der Implantate können das Fortschreiten des periimplantären Gewebeabbaus aufhalten.

Um tiefe periimplantäre Weichgewebetaschen zu beseitigen oder den Knochen um das Implantat herum zu regenerieren, können in einer zweiten Phase der Behandlung chirurgische Techniken eingesetzt werden. Eine durch eine bakterielle Infektion verursachte Peri-Implantat-Erkrankung wird ebenfalls in mehreren Phasen behandelt. In der ersten Phase wird die akute bakterielle Infektion bekämpft und die Entzündung im Gewebe reduziert. Die Behandlung umfasst ein mechanisches Débridement, eine lokale und/oder systemische antimikrobielle Therapie und eine verbesserte Mundhygiene, bis sich ein gesunder periimplantärer Bereich etabliert hat. In der zweiten Phase erfolgt der chirurgische Eingriff.

ANFANGSPHASE DER PERIIMPLANTITIS-BEHANDLUNG

Okklusionsbehandlung

Wenn übermäßige Kräfte als Hauptursache für periimplantären Knochenabbau angesehen werden, umfasst die Behandlung eine Analyse der Passform der Prothese, der Anzahl und Position der Implantate sowie eine okklusale Beurteilung. Änderungen des Prothesendesigns, eine Verbesserung der Anzahl und Position der Implantate sowie eine okklusale Angleichung können dazu beitragen, das Fortschreiten des periimplantären Gewebeabbaus aufzuhalten

ANTIINFEKTIVA-THERAPIE

Die nicht-chirurgische Behandlung einer bakteriellen periimplantären Infektion umfasst die lokale Entfernung von Plaqueablagerungen mit Kunststoffinstrumenten und das Polieren aller zugänglichen Oberflächen mit Bimsstein, die subgingivale Spülung aller periimplantären Taschen mit 0,12%igem Chlorhexidin, eine systemische antimikrobielle Therapie für 10 aufeinanderfolgende Tage und eine verbesserte Einhaltung der Mundhygiene durch den Patienten, bis eine gesunde periimplantäre Stelle erreicht ist.

CHIRURGISCHE TECHNIKEN ZUR BEHANDLUNG VON PERIIMPIANTITIS

Die chirurgischen Techniken, die derzeit zur Kontrolle periimplantärer Läsionen empfohlen werden, sind von den Techniken abgewandelt, die zur Behandlung von Knochendefekten um Zähne herum verwendet werden. Die Art und Größe des Knochendefekts muss ermittelt werden, bevor eine Entscheidung über die geeignete Behandlungsmethode getroffen wird. Daher werden die Defekte in Lokalanästhesie sondiert und Röntgenbilder ausgewertet, so dass der chirurgische Behandlungsplan unmittelbar vor Beginn des Eingriffs festgelegt werden kann. Auf dieser Grundlage wird entschieden, ob das Implantat entfernt wird, eine resektive Operation durchgeführt wird oder ein regeneratives Verfahren zum Einsatz kommt.

Die resektive Therapie dient dazu, Taschen zu verkleinern, negative Knochenarchitekturen und raue Implantatoberflächen zu korrigieren und bei Bedarf den Bereich der keratinisierten Gingiva zu vergrößern. Die regenerative Therapie wird ebenfalls zur Verringerung der Taschen eingesetzt, jedoch mit dem Ziel der Regeneration des verlorenen Knochengewebes. Wie bei der Behandlung bestimmter Arten von Parodontitis werden systemische Antibiotika als unterstützende Maßnahme während der Behandlungsphase der periimplantären Erkrankung befürwortet. Dies kann aufgrund der Nähe der entzündlichen Läsion zum Implantat und zum Knochenmark besonders wichtig sein. Häufig verwendete Antibiotika ohne Empfindlichkeitstest sind Doxycyclin und Metronidazol.

PERIIMPLANTÄRE RESEKTIVE THERAPIE

Die Art des Knochendefekts sollte ermittelt werden, bevor man sich für eine Behandlungsmodalität entscheidet. Apikal positionierte Lappentechniken und eine knöcherne Resektionstherapie werden eingesetzt, um horizontalen Knochenverlust und moderate vertikale Knochendefekte zu korrigieren und die Taschentiefe insgesamt zu verringern. Für den Zugang zum Operationsgebiet werden Lappen mit voller oder geteilter Dicke verwendet. Nach Anheben des Lappens erfolgt die Degranulation des Knochendefekts. Dabei sollte darauf geachtet werden, dass das Implantat nicht mit Metallinstrumenten in Berührung kommt. Die Implantatoberfläche kann nun mit Chemikalien und Luftschleifmitteln aufbereitet werden. Zur Aufbereitung der Implantatoberfläche wird das Luftspray des Luft-Pulver-Schleifmittels maximal 60 Sekunden lang auf die Implantatoberfläche aufgesprüht, gefolgt von einer ausgiebigen

Spülung mit Kochsalzlösung. Dann wird 30 Sekunden lang übersättigte Zitronensäure aufgetragen, gefolgt von einer erneuten Spülung mit Kochsalzlösung.

IMPLANTOPLASTIK

Bei der chirurgischen Behandlung von Periimplantitis führt die Anstrengung, den Knochen einzuebnen und die Weichteile apikal zu positionieren, häufig dazu, dass die raue Oberfläche des Implantats freigelegt wird. Solche rauen Oberflächen neigen dazu, Plaque anzusammeln, weshalb sie geglättet und poliert werden sollten. Zum Abschleifen von Plasmaspray-Beschichtungen oder Fäden auf der Implantatoberfläche können Diamantsteine mit ausreichender Kühlung verwendet werden, wobei die Endpolitur mit Gummischeiben erfolgt (Jovanovic 1990).

PERIIMPLANTÄRE REGENERATIVE THERAPIE:

Es gibt immer mehr Berichte über die erfolgreiche Behandlung periimplantärer Knochendefekte um funktionierende Zahnimplantate. Um die Regeneration des verlorenen Knochengewebes und die Re-Osseointegration zu erreichen, wurden Techniken der gesteuerten Knochenregeneration (GBR) und Knochentransplantation vorgeschlagen. In mehreren experimentellen und klinischen Studien wurde das GBR-Prinzip unter Verwendung einer nicht resorbierbaren expandierten Polytetrafluorethylen-Membran zur Heilung von Knochendefekten eingesetzt, die zum Zeitpunkt der Implantatinsertion und um versagende Implantate herum entstanden waren.

Die Regeneration des Knochens scheint gefördert zu werden, wenn der Bereich von der oralen Umgebung isoliert ist. Daher wird empfohlen, die Implantatprothese 4 bis 8 Wochen vor dem regenerativen chirurgischen Eingriff zu entfernen, damit die Mundhygienemaßnahmen optimal eingehalten werden können und das Weichgewebe kollabieren und über dem Implantatbett mit einer neu angebrachten Verschlussschraube einheilen kann. Zum Zeitpunkt des regenerativen chirurgischen Eingriffs umfasst die chirurgische Therapie eine 30- bis 60-sekündige Aufbereitung der Implantatoberfläche mit Luft-Pulver-Schleifmitteln und die Anwendung einer übersättigten Zitronensäurelösung für 30 bis 60 Sekunden. Anschließend wird das Operationsgebiet ausgiebig mit Kochsalzlösung gespült. Anschließend wird *eine* Membran so zugeschnitten, dass sie 3 bis 4 mm über die Ränder des Knochendefekts hinausragt. In die starre Mitte der Membran wird ein Loch (3 mm) gestanzt, das die Befestigung an den Vorrichtungen ermöglicht. Die Knochendefekte wurden vollständig von der Membran bedeckt. Wenn der Defekt groß ist, wurde Transplantatmaterial (demineralisierter gefriergetrockneter Knochen und HA) zur Unterstützung der Membran eingesetzt. Ein intakter Weichgewebelappen kann hilfreich sein, um das periimplantäre Gewebe während der Heilungsphase abzudichten. Das Lappendesign erfolgt dann über eine krestale Inzision.

Die chirurgische Phase wurde dann eng mit dem Implantathals vernäht. Die chirurgische Phase wurde durch die systemische Verabreichung von 250 mg Tetracyclin HCL alle 6 Stunden für 1 Woche unterstützt. Nach 5 bis 8 Wochen wurde die Membran entfernt und die Patienten auf ein strenges Erhaltungsprogramm gesetzt.

Die Membran wurde 6 Wochen später chirurgisch entfernt. Der vorherige Knochendefekt hatte sich vollständig mit regenerierendem Gewebe gefüllt.

ERFOLG UND MISSERFOLG VON IMPLANTATEN

In der Implantologie kommt es zu Komplikationen. Diese sind häufiger auf Alterung, veränderte Gesundheitsbedingungen, langfristige Abnutzung, schlechte häusliche Pflege und unzureichende professionelle Wartung zurückzuführen.

Erfolg kann nicht garantiert werden, aber was man garantieren kann, ist, dass man sich kümmert, sein Bestes gibt und da ist, um zu helfen, wenn etwas schief geht, und dass die Patienten es zu schätzen wissen, wenn man mit ihnen offen spricht.

"Leider ist das Scheitern oft der beste Lehrmeister".

Failing Implant - "Ein Implantat, das Knochenverlust, eine zunehmende klinische Sondierungstiefe, Blutungen bei der Sondierung und Vereiterung aufweisen kann. Dieser Knochenverlust kann fortschreitend sein".

Gescheitertes Implantat - Ein Implantat, das klinische Beweglichkeit, eine periimplantäre Röntgendurchlässigkeit und ein dumpfes Geräusch beim Perkussieren aufweist.

Frühzeitiges Versagen - Tritt Wochen bis wenige Monate nach dem Einsetzen auf und wird durch Faktoren verursacht, die den normalen Heilungsprozess oder eine veränderte Wirtsreaktion beeinträchtigen können.

Spätversagen - Entsteht durch pathologische Prozesse, die ein bereits osseointegriertes Implantat betreffen.

Periimplantitis - Ein entzündlicher Prozess, der das Gewebe um ein osseointegriertes Implantat in seiner Funktion beeinträchtigt und zu einem Verlust des stützenden Knochens führt.

Periimplantäre Mukositis - Ein Begriff, der reversible Entzündungsreaktionen in der Schleimhaut in der Nähe eines Implantats beschreibt.

KLASSIFIZIERUNG VON KOMPLIKATIONEN

Schwedisches Team (Branemark et al)
I. Verlust der Knochenverankerung
   1. Mukoperiost-Perforation
   2. Chirurgisches Trauma

II. Zahnfleischprobleme
   1. Proliferative Gingivitis.
   2. Fistelbildung

III. Mechanische Komplikationen
   1. Brüche in der Halterung
   2. Fraktur von Prothesen, Goldschrauben, Abutmentschrauben

UCLA-Team (Beumer. Moy)
1. Komplikationen bei Operationen im Stadium I
   1. Psychische Nervenschäden
   2. Eindringen in eine Nebenhöhle, Nasenhöhle oder durch den unteren Rand des Unterkiefers.
   3. Überschüssiges Waschbecken
   4. Gewindeexposition
   5. Exzenterbohrer, Gewindebohrer
   6. Abisolieren von Fäden
   7. Kieferfraktur
   8. Ekchymose, häufiger bei älteren Patienten
   9. Dehiszenz der Wunde
   10. Abszess im Gesichtsbereich, submentaler, submandibulärer Abszess, Ludwigs Angina
   11. Nahtabszess
   12. Verlust Deckelschraube.

2. **Komplikationen bei Operationen der Stufe II**
   1. Unzureichende Wahl der Höhe der Aufhängung

2. Falsche Platzierung der Halterung, mehr als 35^0 kann prothetisch nicht verwendet werden
3. Beschädigte Sechskantmutter oben auf der Halterung
4. Verlust Widerlager
5. Fraktur Abutmentschraube
6. Frühzeitige Belastung durch Prothesen
7. Schlechtes Luftströmungsmuster mit "Hochwasser"-Design
8. Aspiration von Instrumenten
9. Gewindeexposition
10. Brüche in der Halterung
11. Übermäßige Knochenresorption
12. Plaque-/Zahnsteinbildung
13. Parodontale Probleme
14. Ungünstige Wahl der Widerlagerhöhe

3. Prothesenbedingte Komplikationen :
   1) Unzureichender Platz unter der vollständig im Knochen verankerten Prothese
   2) Abutments durchdringen die Alveolarschleimhaut (unverbundenes Gewebe)
   3) Schraubenfrakturen: Gold- oder Abutmentschrauben
   4) Bruch von Acryl oder Porzellan
   5) Versagen von posterioren Befestigungen im Oberkiefer

Diese Bibliotheksarbeit gibt einen Überblick über die Komplikationen, die in den Phasen der Diagnose, der Patientenauswahl, der Beratung, der peroperativen Verfahren, der chirurgischen Verfahren, der Phasen nach dem Einsetzen und der Pflege auftreten, sowie über deren Vorbeugung und Behebung.

IMPLANTATVERSAGEN AUFGRUND VON
i) **Systemische Faktoren:-**
Mögliche medizinische Risiken (Matukas 1988):
- . Herz-Kreislauf - Herzinsuffizienz, KHK, Bluthochdruck, ungeklärte Herzrhythmusstörungen.

- . Atemwege - COPD, chronisch obstruktive Lungenerkrankung, Asthma.
- . GIT - Ernährungsstörungen, Hepatitis Malabsorption, entzündliche Darmerkrankungen.
- . Urogenitalbereich - Chronisches Nierenversagen.
- . Endokrinologie - Diabetes, Schilddrüsenerkrankungen, Erkrankungen der Hypophyse/Nebenniere.
- . Muskuloskelettale Erkrankungen, Arthritis, Osteoporose.
- . Neurologisch - Schlaganfall, Lähmung.
-

Absolute medizinische Kontraindikationen:
- Schwangerschaft
- Granulozytopenie
- Steroidkonsum
- Kontinuierlicher Einsatz von Antibiotika
- Spröde Diabetes
- Hemophelia
- Ehler-Dahnlos-Syndrom
- Marfan-Syndrom
- Osteo-Radionekrose
- Nierenversagen
- Organtransplantationen
- Gerinnungshemmende Therapie
- Fibröse Dysplasie
- Morbus Crohn

ii) Psychologische Faktoren:
- Mangelnde Unterstützung
   - Kognitive Schwierigkeiten
      - Mentale Retardierung
      - Demenz
      - Psychose

- Emotionale Probleme
- Zwischenmenschliche Probleme
  - Verhaltensauffälligkeiten
  - Problematische Haltungen und Überzeugungen.

Grundlegende Empfehlungen:-

- Identifizierung von Patienten mit erheblichen psychiatrischen Störungen
- Überweisung an einen Psychologen, wenn er gestört ist
- Seien Sie sensibel für den Patienten
- Gute Kommunikation aufrechterhalten

"Lernen Sie den Geist des Patienten kennen, bevor Sie den Mund des Patienten kennenlernen".

iii) Operative Fehler

PROTHETISCHE ÜBERLEGUNGEN BEI IMPLANTATEN IM STADIUM I:
1. Postoperative Komplikationen, die sich aus den chirurgischen Bedingungen des Stadiums I ergeben.
    - Blutergüsse, Hämatome, Ödeme.
    - Umfangreiche Schädigung des Mukoperiosts.
2. Anatomische Bedingungen, die zu postoperativen Komplikationen führen
    a) Beschädigung lokaler Strukturen und unsachgemäße Implantation
    b) Beschädigung angrenzender Strukturen
        - Kieferhöhle,
        - Postoperative Lippenparästhesie/ Schmerzen im Unterkiefer,
        - Zu nahe am Nachbarzahn platziert - Schmerzen
    c) Knochenqualität und Primärstabilität des Implantats
3. Prä-operative Infektionen:

Unzureichendes Anziehen der Deckelschraube

Präoperative Kontamination

Retinierte Naht

Bei Fortbestehen >7 Tage - Entfernung des Implantats

4. Transmukosale Überlastung und vorzeitige Belastung der Prothese
5. Lokale Wundzerstörung und Perforation der Schleimhaut
6. Systemische Bedingungen und Verhaltensfaktoren
7. Prothetisches Interimsverfahren nach Stadium-II-Operation Prothesen mit erhöhter vertikaler Dimension, okklusale Diskrepanzen, übermäßige Kräfte auf das Implantat → gefährden die Osseointegration.

Interims-RPD nach Stufe I

Nach-Stufe-II-Zwischen-FPD

Festsitzende, kunststoffgebundene Interimsprothesen können mit kieferorthopädischen Retainern und lichtgehärteten Kunststoffen hergestellt werden. Die meisten Misserfolge treten zwischen dem Einsetzen des Implantats im Stadium I und der Verbindung des Abutments im Stadium II auf.

IMPLANTATDESIGN UND -HERSTELLUNG ALS PRÄDIKTOREN FÜR IMPLANTATVERSAGEN:
1. Makroskopische Struktur

   Presssitz zylindrisch

   Zylindrische Implantate mit Hohlraumbelüftung

   Geriffeltes Implantat

   Glatte Titan-Schraube

2. Zusammensetzung der Oberfläche:-

   i) Ti-Ti-Legierungen

   - Osteoblasten wachsen offenbar gut auf Ti

- bessere Bindung im Vergleich zu Co-Cr

ii) Kalziumphosphat-Keramik

- Bindung (besser als Ti, (33 mal mehr MOE als Knochen)
- Schlechte mechanische Eigenschaften

iii) Hydroxylapatit und Knochenwachstum

- Häufigstes Beschichtungsmaterial über Implantaten
- Verbessert die Bindung

iv) Bio-aktives Glas

- Polykristalline Keramik (Siliziumdioxidkristalle)

v) Copolymer-Beschichtung von Implantaten

- Neues Elastomer Polyethalenoxid-Polybutalenterephthalat-Copolymer
- Wachstumsfaktor-p (BM-Protein)

3. Kraft:- Diskutiert unter

a) Kraftdauer:-

Zahnkontakte <30min/Tag

- ParafUnctioinale Gewohnheiten
- Die Ermüdungsstruktur der Implantate sollte mehr
- Die Ti-Legierung ist 4 Mal steifer als CpTi
- Schraubenbruch ist besser im Vergleich zum Körper
- Erhöhte Dauer der Kraft → Ermüdungsschäden an der Kortikalis.

b) Kraftart - Druck-, Zug- und Scherkraft.

3 Standard-Gewindeformen - V-Form, Vierkant, Stumpfgewinde

c) Kraftrichtung - Knochenunterschneidungen

30° abgewinkelte Belastung - verringert die Druckfestigkeit um 11 % verringert die Zugfestigkeit um 25 % - mit zunehmender Abwinkelung steigt die Spannung um das Implantat

Kraftwinkel des Gewindes - verändert die Spannung

d) Kraftgröße - wird bei Auskragungen erhöht, Dichte des Knochens (D4 10-mal schwächer als D1-Knochen)

Extreme Winkelung, parafunktionale Gewohnheiten

Prothetische Überlegungen:
1. Kräfte auf Implantate:

Vertikale Kräfte werden im Vergleich zu seitlichen Biegekräften besser verkraftet.

2. Stativ-Effekt:

- Größeres Stativ → Erhöhung der Biegefestigkeit
- Große Tripod-Kontakte bei zahnlosen implantatgetragenen Prothesen leicht zu erreichen

3. Geometrische Belastungsfaktoren: -
- Weniger als 3 Implantate
- Mit den Zähnen verbundenes Implantat
- Implantate in einer Reihe
- Auskragende Erweiterungen
- Okklusionsebene jenseits der Implantatauflage

Diese Faktoren werden zum Scheitern führen.

4. Kronen-Implantat-Verhältnis:

Größer - besser verträglich bei Vollbogenversorgung

Kleiner - besser verträglich bei teilbezahnten Verhältnissen

5. Okklusale Gestaltung:

   - Schmaler Okklusionstisch
   - Zentrische Kontakte über Implantate
   - Lingualisierte Okklusion
   - Bei teilweiser Zahnlosigkeit ist eine regelmäßige Nachuntersuchung sehr wichtig
   - Parafunktionelle Gewohnheiten - der Patient wird über die geringere Erfolgsquote informiert

6. Strategische Extraktionen:-

   Parodontal gefährdete Abutments sollten extrahiert werden.

7. Einzelimplantat-Restaurationen:-

   Zu den Problemen gehören lose Schrauben

   Fraktur von Schrauben

   Verlust der Osseointegration

   Fraktur von Implantaten

   - Molarenrestauration auf Einzelimplantat
   - Hier sollten Implantate mit größerem Durchmesser und stärkeren Komponenten verwendet werden (ein Implantat mit 5 mm Durchmesser ist 200 % stärker als ein Implantat mit 3,75 mm Durchmesser).

8. Zahnimplantat-Verbindung:-

   Zahn - Parodontales Ligament (bewegt sich)

   Implantat - Ankylosed to bone (starr)

Zwei Probleme:-

   i. Der bewegliche Zahn wirkt wie ein Ausleger und erhöht die Belastung des

Implantats

    ii.   Eine nicht starre Verbindung dringt in den Zahn ein.

3-Optionen für die Verbindung zwischen Zahn und Implantat:-

i) Ein Implantat - ein Zahn - feste Verbindung

        - zur Aufteilung der Last

ii) Mehrfachimplantat - Zahn/Zähne - stressbrechende Befestigung

iii) Mehrere Zahnpfeiler, die in Restaurationen mit großer Spannweite integriert sind (hier trägt der Zahn die Prothese nicht)

WEICHTEILKOMPLIKATIONEN:
1. Freilegung der Verschlussschraube:-
    Aufgrund von...

Offene Wunde ,Nahtmaterialreste ,Schlecht angepasste Prothese - Wunde Stelle Dehiszenz

    Behandlung -

- Beseitigen Sie die Ursache
- Lappenoperation zur Entfernung von Granulationsgewebe
- Gingivatransplantate

2. Proliferative Gingivitis und Fistel
- Periimplantäres Epithel wächst um die Schnapp-Kupplung und den freiliegenden Goldzylinder Behandlung -
- Lappenplastik, Gingivektomie (interner Schrägschnitt)
- Einfache zirkumferentielle Exzision - bei Fistel

3. Freilegung von Gewinden der Halterung:
- Wegen der fortgeschrittenen Resorption des Alveolarkamms

- Minimal befestigte Gingiva, flaches Vestibulum
- 1,5 % der von Adell et al. (1981) festgestellten Inzidenz

Behandlung:- Knochentransplantat und Abdeckung mit freiem Zahnfleischtransplantat

MECHANISCHE KOMPLIKATIONEN UND MANAGEMENT
i) Komponentenfraktur:
Fraktur des Spielplans:

- Der verbleibende Teil sollte chirurgisch mit einer Trepanfräse entfernt werden.
- Der gebrochene Teil wird dupliziert
- UCLA-Abutment wird am Meistermodell befestigt
- Dieses Abutment wird dann in die Halterung geschraubt und die Prothese wird verbunden.

ii) Fraktur der Abutmentschraube:
Wenn die Schraube auf Höhe des Halses oder des Kopfes der Halterung bricht.

Schneiden Sie eine Nut in das Fragment der Abutmentschraube und verwenden Sie den kleinsten Bohrer, um die Abutmentschraube zu drehen.

Wenn es nicht entfernt werden kann, beschädigt das Aufspalten des Fragments das Gewinde der Vorrichtung.

iii) **Prothesenfraktur:-**

- Vollständig im Knochen verankerte Prothesen können im Bereich der Auskragung brechen, wenn sie nicht entsprechend eingewachst wurden.
- Eine Gerüstfraktur ist keine schwerwiegende Komplikation, wenn die Einbauten in gutem Zustand sind.

iv) **Funktionale Sprachprobleme:-**

Vollständig im Knochen verankerte Prothesen im Oberkiefer können wegen der offenen interproximalen Laibungen phonetische Probleme verursachen.

Eine künstliche Gingivakaskade mit Silikonmaterial hilft, das Problem zu lösen.

v) Falsch eingesetzte Vorrichtungen:-

- Es können abgewinkelte Abutments verwendet werden.
- Bei vollimplantatgetragenen Prothesen wird der mesostrukturelle Steg verwendet.

Der mesostrukturelle Steg kann aufgrund einer langen Spannweite, unzureichender Implantatunterstützung oder eines okklusalen Traumas brechen.

Behandlung:

- Wenn die Schraube festgehalten wird (fest und abnehmbar), entfernen Sie sie, nehmen Sie sie auf und reparieren Sie sie.
- Bei zementierten Kappenstegfrakturen Elektrodux (intraorale Ti-Schweißung) verwenden.

REFERENZEN-

4. Enossale Implantate von Block & Kent für die kieferorthopädische Rekonstruktion.
5. Malvin E. Rings Zahnmedizin Eine illustrierte Geschichte
6. Charles Babbush "Zahnimplantate - Kunst und Wissenschaft" W.B. Saunders.

   Phillips Wissenschaft der zahnärztlichen Materialien; 12th edition.
7. Per Ingvar Branemark "Osseointegration und ihr experimenteller Hintergrund" JPD 1983 Vol. 50, 399-410
8. **Zeitgenössische Implantologie 2nd ed Carl E. Misch**
9. Walton JN: "A survey of crown and fixed partial dentures failures, length of services and reasons for replacement" JPD 1986 Vol. 56, 416-421
10. Goodacre CJ "Klinische Komplikationen in der festsitzenden Prothetik" " JPD 2003 ,90, 31-41
11. Jivaraj S, Gründe für Zahnimplantate, BRITISH DENTAL JOURNAL VOLUME 200 NO. 12 JUN 24 2006

    12 . Haas R "Branemark Einzelzahnimplantate: ein vorläufiger Bericht über 76 Implantate,JPD 1995 Vol. 73, 274-279

    13 Pietrokovski J: Der knöcherne Restkamm beim Menschen „JPD 1975 Vol. 34, 456-462

    14 Shalak Richard 1983 "Biomechanische Überlegungen bei osseointegrierten Prothesen". Journal of Prosthetic Dentistry; 49(6): 843-848

Patientenauswahl und diagnostische Hilfsmittel bei Implantaten

15 . C. G. Petrikowski et al. "Presurgical radiographic assessment for implants". J Prosthet Dent1989; 61(1): 59-64.

16 .Molly L. Knochendichte und Primärstabilität bei Implantaten der Rapy. Clin. Oral Imp. Res., 17 (Suppl. 2), 2006; 124-135

17 C. G. Petrikowski et al. "Presurgical radiographic assessment for implants". 1989 J Prosth Dent; 61(1): 59-64.

18 Ernest W. N. Lam "Vergleich von zweidimensionaler, orthoradial umformatierter Computertomographie und Panoramaröntgenaufnahmen für die Planung von Zahnimplantaten". J Prost Dent 1995; 74(1): 42-46.

19 Lawrence A. Weinberg "CT-Scan als radiologische Datenbasis für eine optimale Implantatausrichtung". J Prost Dent 1993 ; 69(4): 381-385.

20 Richard A. Kraut "Interaktive radiologische Diagnose und Fallplanung für Implantate". Dental Implantology Update1994; 5(7): 49-55

Chirurgische Schablone für Implantate in der zahnärztlichen Implantologie

21 Girolamo Stellino "Ein Implantat-Stent mit doppeltem Verwendungszweck, hergestellt aus einem provisorischen

J Prost Dent1995; 74(2): 212-214.

22 . Gregory J. Tarantola und Irwin M. Becker "Definitives diagnostisches Wachsen mit lichthärtendem Komposit." J Prost Dent1993; 70(4) : 315-319.

23 Jeffrey L. Tarlow "Herstellung eines implantierbaren chirurgischen Stents für die zahnlosen Unterkiefer". J Prost Dent 1992; 67(2): 217-218.

24 Jesus Espinosa Marin "Herstellung eines radiologisch-chirurgischen Implantatstents für den teilbezahnten Patienten". Quintessenz International1995; 26(2): 111-114.

25 .Marcus A.R. Lima Verde "A dual-purpose stent for the implant supported prosthesis". J Prost Dent1993; 69(3): 276-280.

Verallgemeinerte chirurgische Technik für enossale Wurzelformimplantate

26 Implantatgetragene Einzelkronen für Molaren und Prämolaren: Ein retrospektiver klinischer Bericht über zehn Jahre Robert L. Simon J Prosthet Dent 2003;90:517-21.

27 Klinische Komplikationen bei Implantaten und Implantatprothesen Charles J Prosthet Dent 2003;90:121-32.

28 Ersatz von Ober- und Unterkiefermolaren durch enossale Einzelimplantatversorgungen: Eine retrospektive Studie William Becker, J

PROSTHET DENT 1995;74:51-5.
29 Renouard F, Nisand D. Auswirkungen von Implantatlänge und Durchmesser auf die Überlebensrate. Clin. Oral Imp. Res. 17 (Suppl. 2), 2006; 35-51
30 Prosthodontische Behandlung von Patienten, die Implantate erhalten, Studenten im Vorstudium: Fünfjährige Nachuntersuchung mit dem IMZ-System Jeffrey Cummings, J PROSTHET DENT 1995;74:56-9
31 . Chirurgische Richtlinien für das Einsetzen von Zahnimplantaten M. Handelsman BRITISH DENTAL JOURNAL VOLUME 201 NO. 3 AUG 12 2006
32 Nkenke E, Fenner M. Indikationen für Sofortbelastung von Implantaten und Implantaterfolg. Clin. Oral Imp. Res. 17 (Suppl. 2), 2006; 19-34

Wundheilung und Nahttechniken bei Zahnimplantaten Praxis

33 . Moore RL, Nahttechniken für die plastische Parodontalchirurgie, Parodontal 2000 11:103-111, 1996.

34 . **Einzelzahnimplantate im Frontzahnbereich in der ästhetischen Zone** Behandlungsplanung von Implantaten in der ästhetischen Zone S. Jivraj British Dental Journal 2006; 201: 77-89
1   5 Implantate in der ästhetischen Zone Mohanad Al-Sabbagh Dent Clin N Am 50(2006) 391-407

36 . **Techniken der Implantatfreilegung in der zweiten Phase der Operation**

37 Weber HP: Die Reaktion des Weichgewebes auf osseointegrierte Implantate, J Prosthet dent.79(1): 79-89, 1998

38 Bernhart T: A minimal invasive second-stage procdure for single tooth implants, J Prosthet dent.79(2): 217-219, 1998

39 . **Abformmaterialien, Konzepte und Techniken für Zahnimplantate**

40 . Skinner EW : A study of the accuracy of the hydrocolloid impression teeth, J. Prosthet dent.6: 80-84, 1956

41 . Loos L: A fixed prosthodontic technique for mandibular osseointegrated titanium implants, J Prosthet dent.55: 232-242, 1986

42 . Ivanhoe JR: Eine Abdrucktechnik für osseointegrierte Implantate, J Prosthet dent.66: 410-411, 1991

43 Rasmussen EJ: Alternative prothetische Technik für gewebeintegrierte Prothesen, J. Prosthetdent.57: 198-204, 1987

44 Tautin FS: Abdrucknahme für osseointegrierten Zahnersatz. J Prosthet Dent. 1985;54:250-51

45 . Skalak R: Biomechanische Überlegungen bei osseointegrierten

Prothesen . J ProsthetDent. 1983;49:843-848

46 . **Grundsätze der Okklusion in der Implantologie**

47 Van Steenbergh D : Eine retrospektive multizentrische Auswertung der Überlebensrate von festsitzendem Zahnersatz auf vier oder sechs Implantaten und Modum Branemark bei Vollbezahnung. J. ProsthetDent. 61:217-223, 1989.

48 Chee WWL, Cho GC : A rationale for not connecting implants to natural teeth, J. Prosthod.6(1) :7-10, 1997.

49 Goldstein GR: The relationship of canine protected occlusion to a periodontal index, J. Prosthet. Dent. 41:277-283, 1979.

50 Williamson EH, Lundquist DO: Marco TL, Paine S : Mandibular flexure in opening and closure movements, J Prosthet Dent. 31:482-485, 1974.

51 Chibirka RM, Razzoog ME, Lang BR et al: determining the force absorption, quotient for restorative materials used in implant occlusal surfaces, J. ProsthetDent67 (3): 361-364, 1992.

52 Naert I, Quirynen M, Van Steenberghe D et al: A six year prosthodontic study of 509 consecutively inserted implants for the treatment of partial edentulism. J. ProsthetDent67:236-245, 1992.

53 Shultz AW : comfort and chewing efficiency in dentures, J. Prosthet Dent. 65:38-48, 1951..

54.Anterior guidance its effect on electromyographic activity of the temporal and masseter muscles, J. Prosthet Dent. 49:816-823, 1983.

55.Schupe RJ et al: effects of occlusal guidance on jaw muscles activity, J ProsthetDent 51:811-818, 1984 .

56.Flemming Isidor Einfluss der Kräfte auf den periimplantären Knochen Clin. Oral Imp. Res. 17 (Suppl. 2), 2006; 8-18

Knochenbiologie, Osseointegration und Knochentransplantation

57. Mombelli A, Cionca N. Systemische Erkrankungen, die die Osseointegrationstherapie beeinflussen.Clin. Oral Imp. Res. 17 (Suppl. 2), 2006; 97-103

58. Smith DE, Zarb GA. Kriterien für den Erfolg von osseointegrierten enossalen Implantaten. *JProsthet Dent* 1989; 62:567-572.

59.*Asa Leonhardt* Langzeitbeobachtung von osseointegrierten Titanimplantaten anhand klinischer, röntgenologischer und mikrobiologischer Parameter *Clin. Oral Impl. Res,* 13, 2002; 127-132

60.Zarb GA, Symington JM. Osseointegrierte Zahnimplantate: Vorläufiger Bericht über eine Replikationsstudie. *JProsthet Dent* 1983;50(2):271-6.

61. Oberflächenbehandlungen von Zahnimplantaten aus Titan für eine schnelle Osseointegration. Zahnärztliche Materialien 23 (2 0 0 7) 844-854

62 . Per Ingvar Branemark "Osseointegration und ihr experimenteller Hintergrund" JPD

1983 Vol. 50, 399-410.
63. Hanson, Alberktson "Structural aspects of the interface between tissue and titanium implants" JPD 1983 vol. 50, 108-113.
64. T. Alberktson "Osseointegrierte Zahnimplantate" DCNA Vol. 30, Jan 1986, 151-189.
65. Richard Palmer "Introduction to dental implants" BDJ, Vol. 187, 1999, 127132.
66. Geroge A. Zarb "Osseointegrierte Zahnimplantate: Vorläufiger Bericht über eine Replikationsstudie". JPD 1983, Vol 50, 271-276.
67. Bergman "Bewertung der Ergebnisse der Behandlung mit osseointegrierten Implantaten durch die schwedische Gesundheits- und Wohlfahrtsbehörde". JPD 1983, Bd. 50, 114-116.

68 *Luca Cordaro* Klinische Ergebnisse der Alveolarkamm-Augmentation mit Unterkiefer-Blockknochentransplantaten bei teilbezahnten Patienten vor der Implantation. *Clin. Oral Impl. Res.* **13**, 2002; 103-111

Periimplantitis: Prävention, Diagnose und Behandlung Erfolg und Misserfolg von Implantaten

69 James Robert A: Periodontal considerations in implant dentistry JPD Aug 1973, vol 30, no. 2, 202-209.
70 Jovanovic Sacha A: The management of peri-implant breakdown around functioning osseointegrated dental implants J. periodontology 1993; 64: 1176-1183.

71 .61.Weber Hans Peter und Cochran David K: The soft tissue response to osseointegrated dental implants JPD 1998, 79,79- 89.
72 Haas Robert et al: The relationship of smoking on peri-implant tissue - A retrospective study JPD 1996, 76, 592-6.
73 Misserfolge in der Implantologie W. Chee British Dental Journal 2007; 202: 123-12 Glickman Irvin : Clinical periodontology 3rd ed.
74 Haas Robert et al: The relationship of smoking on peri-implant tissue - A retrospective study JPD 1996, 76, 6: 592-6.
75 James Robert A: Parodontale Überlegungen in der Implantologie JPD Aug 1973, vol 30, no. 2, 202-209
76 Weber Hans Peter und Cochran David K: The soft tissue response to osseointegrated dental implants JPD 1998, 79, 79- 89.
77 *Saren Schou* Sondierung um Implantate und Zähne mit gesunder oder entzündeter

periimplantärer Schleimhaut/Gingiva *Clin. Oral Impl. Res.* **13**, 2002 / 113-126

78 *Marc Quirynen* :Übersichtsartikel * Infektionsrisiken bei oralen Implantaten: ein Überblick über die Literatur *Clin. Oral Impl. Res.* **13**, 2002; 1-19
79 Teughels W, Effect of material characteristics and/or surface topography on biofilm development. Clin. Oral Imp. Res. 17 (Suppl. 2), 2006; 68-81 Risikofaktoren für das Scheitern enossaler Zahnimplantate David W. Paquette Dent Clin N Am 50 (2006) 361-374

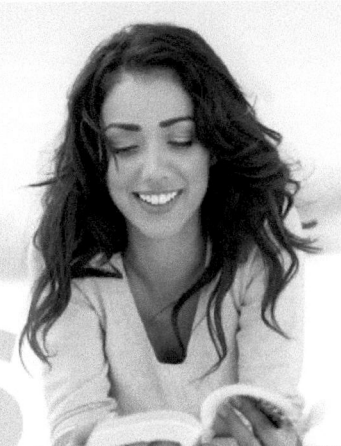
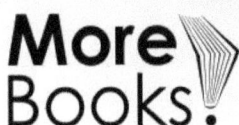

I want morebooks!

Buy your books fast and straightforward online - at one of world's fastest growing online book stores! Environmentally sound due to Print-on-Demand technologies.

Buy your books online at
www.morebooks.shop

Kaufen Sie Ihre Bücher schnell und unkompliziert online – auf einer der am schnellsten wachsenden Buchhandelsplattformen weltweit! Dank Print-On-Demand umwelt- und ressourcenschonend produziert.

Bücher schneller online kaufen
www.morebooks.shop

info@omniscriptum.com
www.omniscriptum.com

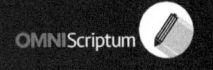

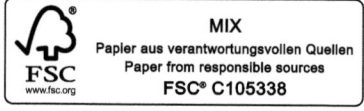

Printed by Books on Demand GmbH, Norderstedt / Germany